ÉTUDE

SUR LES

PAROTIDITES

PAR

Charles ISZENARD,

Docteur en médecine de la Faculté de Paris,
Interne en médecine et en chirurgie des Hôpitaux de Paris,
Médaille de bronze de l'Assistance publique,
Membre correspondant de la Société anatomique.

PARIS

V. ADRIEN DELAHAYE ET Cᵒ, LIBRAIRES-ÉDITEURS

Place de l'École-de-Médecine.

1876

ÉTUDE

sur

LES PAROTIDITES

ÉTUDE

SUR LES

PAROTIDITES

PAR

Charles ISZENARD,

Docteur en médecine de la Faculté de Paris,
Interne en médecine et en chirurgie des Hôpitaux de Paris,
Médaille de bronze de l'Assistance publique,
Membre correspondant de la Société anatomique.

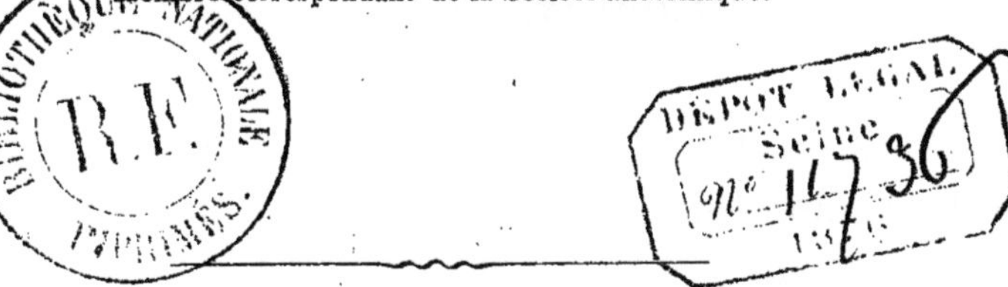

PARIS

V. A. DELAHAYE ET Cᵉ, LIBRAIRES-ÉDITEURS,
PLACE DE L'ÉCOLE-DE-MÉDECINE.

—

1876

ETUDE

SUR

LES PAROTIDITES

Définition.

La *parotidite* est l'inflammation de la glande parotide.

Divers autres noms lui ont été donnés en France. Les auteurs anciens et un grand nombre de modernes ont décrit cet état pathologique sous le nom de *parotide* ; enfin, plus récemment, on l'a désigné sous le nom de *phlegmon parotidien*.

Ces trois dénominations ont également cours ; cependant j'ai adopté, pour ma part, le mot de *parotidite*, dont la terminaison indique de suite à une oreille habituée le processus morbide, dont la glande salivaire est le siége.

La dénomination de *parotide*, quoique consacrée par un long usage, établit une confusion regrettable avec la glande elle-même, et, de plus, ne spécifie en aucune sorte le genre d'affection dont la glande est atteinte. Il est vrai que souvent, en pathologie, les appellations qui ne préjugent pas de la nature de la maladie, doivent être acceptées de préférence, surtout lorsqu'on n'est pas fixé sur cette nature ; mais ici le cas n'est pas le même ; on sait qu'il y a inflammation de la glande salivaire appelée *parotide* ; une dénomination vague n'a donc pas lieu d'être employée, et je crois qu'il y a avantage, au point de vue de la clarté, à ne laisser au terme *parotide* que son sens anatomique.

Si le mot *parotide* ne spécifie pas assez, la dénomination de *phlegmon parotidien* spécifie trop ; aussi, malgré tout mon respect pour l'autorité si grande de M. Gueneau de Mussy, la rejetterai-je. Si on l'adopte, il faut admettre d'emblée que l'inflammation parotidienne siége dans le tissu cellulaire qui entre dans la structure de la glande et dans celui qui lui sert d'enveloppe. Si cela est vrai dans un certain nombre de cas, l'anatomie pathologique démontre que le plus souvent il n'en est pas ainsi, et que l'inflammation débute par le lobule et même y reste circonscrite. Ce n'est donc pas un phlegmon, et, dans ce cas, on ne peut pas adopter la dénomination de M. Gueneau de Mussy, ne la réservant que pour quelques cas particuliers.

Le même raisonnement s'applique au terme de *bubon parotidien* employé par les Anglais, et qui doit être également rejeté.

Adoptant donc le mot de *parotidite*, je ne l'applique qu'à l'inflammation franche de la glande. Certains auteurs allemands, et MM. Béhier, Jaccoud, Duplay, en France, considèrent les oreillons comme une parotidite, qui ne différerait de la parotide proprement dite que par son mode de développement ; mais la nature de cette affection n'est pas assez suffisamment connue, et les caractères cliniques de la parotidite et de l'oreillon sont trop différents, pour qu'on puisse accepter ces idées sans discussion.

En faveur de l'opinion, d'après laquelle l'oreillon serait une parotidite, on peut dire que dans certains cas l'oreillon se termine par suppuration, et que, par suite, c'est bien là une véritable inflammation, une de celles qu'on pourrait désigner sous le nom de *phlegmon parotidien*, le tissu cellulaire étant alors le siége du travail phlegmasique. Ces oreillons suppurés existent-ils ? On cite, d'après Dionis du Séjour (1), l'épidémie qui sévit dans les premières années du dix-huitième siècle sur les demoiselles de Saint-Cyr, et dans laquelle les oreillons suppurèrent. C'est sur la foi du même Dionis que Rilliet et Barthez, qui n'ont jamais vu cette terminaison, en admettent cependant la possibilité.

Mais outre qu'il n'est pas inadmissible qu'une congestion très-intense ne se transforme par la suite en un degré plus ou moins prononcé d'inflammation, ces faits d'oreillons suppurés sont au moins très-rares ; c'est ce que fait remarquer M. Bergeron dans son rapport à l'Académie de Médecine, sur les épidémies de 1865, à propos d'un cas d'oreillons suppurés observé à la Palisse par le Dr Maslieurhat, et qui fut le seul dans une épidémie qui atteignit près de 100 individus (2).

(1) Dionis du Séjour. Cours d'opérations de chirurgie, 3e édit., 1736.
(2) Bergeron. Rapport sur les épidémies de 1865, XVIIIe vol. des Mémoires de l'Acad. de méd.

Tout en admettant donc dans des cas rares ce passage de la congestion à l'inflammation, puis à la suppuration, il est possible, sinon probable, qu'un grand nombre de ces prétendus oreillons suppurés n'étaient autres que des parotidites doubles survenues sous l'influence d'une cause générale, qui a pu échapper, au moins momentanément, à l'attention. C'est ainsi qu'une des observations publiées sous le titre d'*oreillons suppurés*, celle insérée par le D^r Em. Emond, dans la *Gazette des Hôpitaux*, année 1867, et sur laquelle je reviendrai plus tard, me semble décrire une parotidite double survenue par suite du mauvais état général chez un jeune homme placé dans de mauvaises conditions hygiéniques, fatigué, épuisé, et qui, pour se remettre, a eu besoin d'une médication et d'un régime puissamment toniques (1).

(1) Obs. — D'oreillons suppurés, par le D^r Em. Emond. *Gaz. des hóp.*, année 1867, (résumé).

Jeune homme de 18 ans, employé de commerce, d'un tempérament lymphatique, ayant eu la plupart des maladies de l'enfance ; à Paris depuis deux mois ; partage, avec deux camarades, une chambre assez mal close, au sixième, sous les toits.

Le 3 octobre, a été pris de malaise, d'inappétence, de sécheresse de la gorge, de légers frissons avec alternatives de chaleur ; n'a pas cessé son travail.

Le 4 au matin, alité ; vomissement, fatigue et lassitude, gêne des mouvements de la mâchoire avec tension et douleur à gauche. Rien à la peau. Fièvre modérée; P. 84. Emollients.

Le 5, fièvre augmentée, P. 100. Dans la nuit, insomnie, agitation. Gêne plus grande des mouvements de la mâchoire, déglutition pénible; à gauche, gonflement douloureux s'étendant derrière la branche de la mâchoire, rénitent et un peu élastique. La peau a conservé sa coloration. Boissons chaudes, émollients. — Le soir, d'aplatie, la tumeur est devenue proéminente et bombée, surtout près du lobule de l'oreille. Mastication impossible. Potion calmante.

Il en serait de même, d'après le Dr Jacob (1), des oreillons suppurés des demoiselles de Saint-Cyr. Ils n'auraient été que des parotidites liées aux affections graves, petite vérole, pneumonie, dysentérie, dont, comme nous l'apprend Lavallée (2), cette localité alors humide et marécageuse était le siége, et qui enlevaient chaque

Le 6, l'autre région parotidienne est envahie. Symptômes généraux et locaux plus intenses. P. 112. Urines sédimenteuses. La tuméfaction du côté gauche a atteint des proportions énormes et rend le sujet méconnaissable ; occlusion complète de l'œil. Mâchoires laissant à peine passer la pointe de la langue. Les lèvres ont pris des proportions excessives et il s'en écoule une salive abondante. Douleurs vives, non-seulement dans la région parotidienne et sous-maxillaire, mais encore dans les oreilles et au cou. 30 gr. huile de ricin, onctions avec liniment calmant, cataplasmes, ouate, chaleur, boissons et bouillons à l'aide d'un tube.

Le 7, même état général. P. 112, agitation ; détente des symptômes locaux du côté gauche, mais, par contre, le reste de la face et la région oculaire droits sont envahis. La tuméfaction a gagné les côtés du cou et atteint la partie supérieure de la poitrine. Douleur très-intense, surtout à la pression, au niveau de l'articulation temporo-maxillaire. — Mêmes prescriptions, à l'exception de l'huile de ricin. Bains de pieds sinapisés.

Le 8, même état général. Œdème moins douloureux. Tumeur du côté gauche, plus saillante, proémine davantage dans la région mastoïdienne. Peau d'un rose vif. Cataplasmes arrosés avec le liniment.

Le 9, œdème de la face un peu diminué. P. 95. Tumeur mastoïdienne grosse comme un œuf de dinde ; fluctuation évidente. — Mêmes prescriptions.

Le 10, ponction de l'acbès du côté gauche ; plus d'un verre de pus. (Mèche, cataplasmes.) Le malade commence à pouvoir desserrer les dents.

Le 11, ponction de l'abcès à droite. Même résultat, même traitement. La suppuration a duré 7 ou 8 jours, après lesquels le malade a été envoyé dans son pays avec recommandation expresse d'y suivre un traitement tonique et reconstituant, dont il avait le plus grand besoin.

(1) Dr Jacob. De l'oreillon au point de vue épidémilogique et clinique. Paris, 1876.

(2) Th. Lavallée. Histoire de Saint-Cyr.

année un grand nombre de malades, plus d'un cinquième.

Un argument plus sérieux et plus accrédité serait l'existence d'une parotidite catarrhale, d'origine rhumatismale, constituant l'oreillon. Cette existence serait prouvée, dit-il, par quelques autopsies faites par Virchow, et dans lesquelles on a trouvé les grains glanduleux de la parotide saillants et rougeâtres, leur cavité remplie de muco-pus avec leur tissu conjonctif periglandulaire congestionné et infiltré de sérosité. Il ne m'appartient pas de mettre en doute les assertions du grand anatomo-pathologiste allemand, mais je ferai observer que le peu d'autopsies pratiquées dans ce cas ne permet pas d'affirmer que cela soit la règle.

Il faut donc rester sur la réserve en ce qui concerne la nature de l'oreillon, et ce sont surtout les caractères cliniques qui justifient la séparation de la parotidite et de l'oreillon.

En effet, d'une part, tout dans l'évolution des oreillons indique, non une phlegmasie, mais une fluxion sanguine plus ou moins active, dont le résultat paraît être un épanchement séreux dans le tissu cellulaire de la région parotidienne, d'où la tuméfaction molle, incolore et indolore à la pression qui caractérise la maladie. D'autre part, les caractères d'épidémicité et et de contagion, au moins probable, des oreillons, contagion admise de nos jours par Rilliet et Barthez, Béhier, Gueneau de Mussy, Moutard-Martin, von Bruns et autres, et défendue encore dans un récent mémoire

____

(1) Von Bruns. Handbuch. der Chir., t. II, p. 990.

d'un médecin militaire, le Dr Jacob (1), leur absence à peu près générale de récidive, leur résolution rapide, leurs métastases en font une maladie à part, en quelque sorte spécifique, la rapprochant jusqu'à un certain point des fièvres éruptives. Ce rapprochement, entrevu par Trousseau, serait, d'après M. Gueneau de Mussy, rendu encore plus étroit par la coexistence avec l'oreillon d'un état congestif avec tuméfaction de la muqueuse buccale, plus accusé vers les dernières molaires, à la face interne des joues, autour de l'orifice du canal de Sténon et dans la partie antérieure de la voûte palatine, et et lui a paru constituer un véritable enanthème et être sur la surface tégumentaire la manifestation de la maladie.

C'est surtout à cause de ces caractères de spécificité, de cet aspect de fièvre éruptive, qu'au point de vue nosologique il me semble y avoir intérêt, au moins jusqu'à de nouvelles recherches anatomiques, à décrire séparément les oreillons et la parodite et à leur conserver des noms distincts.

Historique

Ce chapitre ne m'occupera que peū, j'aurais autrement à m'exposer à des redites fréquentes lorsque j'arriverai à l'étiologie de la parotidite. Une partie des détails est empruntée à la thèse de M. Lecorney (2).

Les parotidites, ont été connues dans l'antiquité.

(1) Dr Jacob. (Loc. cit.)
(2) Lecorney. Th. Paris, 1854.

Hippocrate en parle assez longuement dans ses sentences et observations, mais il a confondu parotidites et oreillons ; cependant il a insisté sur la valeur pronostique grave que la maladie présentait dans certains cas, et c'est à lui que remonte cette division, qui a ensuite régné sans contestation pendant des siècles, de *parotidites critiques* et de *parotidites symptomatiques*. Avicenne insistait sur le pronostic grave des parodites symptomatiques.

Puis les parotidites demeurèrent, pour ainsi dire ignorées, et à de rares exceptions près on n'en reparla plus que vers le xviᵉ siècle ; non-seulement on continua à confondre parotidite et oreillons, mais encore, sous le nom général de *parotidites*, on a désigné les tuméfactions quelles qu'elles fussent de la région parotidienne ; c'est ainsi que A. Paré (1) dit que « Parotidite est une tumeur contre nature occupant les glandules et parties d'autour qui sont sous les oreilles, » qu'on trouve dans Sennert, (2) et dans Van Swieten (3) les phrases suivantes : « *Est enim parotis glandularum juxta aures inflammatio* » et « *glandularum circa aures positarum tumor hoc nomine (parotis) vocatur.* » Depuis ces auteurs, on a appliqué également sans distinction le nom de *parotidites* non-seulement à la tuméfaction de la région parotidienne due, soit à l'inflammation de la glande, soit à une fluxion sanguine de la région, mais encore à des engorgements scrofuleux et cancéreux, à des adénites consécutives à des angines graves, à des fièvres, à des

(1) A. Paré. T. I, p. 379, éd. Malgaigne.
(2) Sennert. *Op. omnia*, t. III, p. 754.
(3) Van Swieten. T. I, p. 728.

érysipèles de la face ; et dans ce siècle même, Boyer parle de parotidites survenues à la suite de la répercussion de la gourme ou bien consécutivement à la syphilis, à une carie dentaire. Il est impossible de voir dans ces prétendues parotidites autre chose que les adénites si fréquentes dans la scrofule, la syphilis, ou ou bien qui surviennent dans le cas d'affections superficielles ou profondes de la bouche.

A l'heure actuelle les Anglais et les Américains confondent encore les deux affections sous le même nom, et nous avons déju vu que, pour un certain nombre d'auteurs allemands et français, les oreillons seraient des parotidites.

Anatomie pathologique

Les opinions sur le siége de la parotidite ont varié. En dehors de l'opinion anciennne qui confondait sous le nom de *parotides* toutes les tuméfactions de la région parotidienne, trois opinions ont été successivement défendues.

Dans la première, c'est dans le tissu cellulaire seul, et non dans l'élément secréteur de la glande, que siége l'inflammation. Cette opinion a été soutenue par d'assez nombreux auteurs, parmi lesquels on peut citer Voigtel (1), Bichat (2), Blandin (3), Jarjavay (4), Grisolle

(1) Voigtel. Handb. d. path. anat., 1804.
(2) Bichat. Tr. d'anat. gén., 1821.
(3) Blandin. Jour. de méd. et de chir., 1848.
(4) Jarjavay. Tr. d'anat. chir., 1884.

Thore (1), Hamilton (2), Rokitanski (3), Fœrster (4).

D'après la seconde opinion, le tissu cellulaire parotidien et le parenchyme même de la glande sont envahis l'un et l'autre par l'inflammation. Murat (5), qui pensait que le siége de la parotidite était surtout dans le tissu cellulaire, dit qu'il n'a jamais vu l'engorgement se borner au tissu cellulaire, mais l'inflammation se propager jusque dans le tissu propre de la glande, et il cite une observation avec autopsie recueillie par lui à la Salpêtrière. M. Gueneau de Mussy professe que le début de l'inflammation est toujours dans le tissu cellulaire, que c'est là son véritable siége, d'où le nom de *phlegmon parotidien*, qu'il a donné à la parotidite, mais qu'elle s'étend consécutivement aux lobules.

La troisième opinion, qui est la plus généralement adoptée aujourd'hui, est celle d'après laquelle l'inflammation siége d'abord dans le tissu glandulaire même, peut y rester circonscrite, et n'envahit le tissu cellulaire que secondairement. Velpeau (6) qui pensait que le siége de la parotidite était surtout dans le tissu cellulaire, n'en admettait pas moins qu'elle pouvait débuter, dans certains cas, par les canaux excréteurs et les grains glanduleux.

Des faits assez nombreux plaident, d'ailleurs, en faveur du siége primitif de l'inflammation dans les

(1) Thore. Maladies incidentes des aliénés, 1847.
(2) Trans. of the soc. of Edinburg, t. II, p. 395.
(3) Rokitanski, Handb. d. path. anat., 1842, t. III, p. 154.
(4) Fœrster. Handb. d. path. anat., 1854.
(5) Murat. Th. Paris, an XI.
(6) Velpeau. Tr. d'anat. chir., éd. 2, 1833, p. 396.

éléments sécréteurs de la glande, j'en citerai quelques-
uns.

Voici le résumé de l'autopsie dans une observation
de parotidité recueillie par Louis (1), dans le service de
Husson, à l'Hôtel-Dieu :

« Saillie au niveau de la parotide gauche. Tissu cellulaire sous-cutané parfaitement sain ; lobules glanduleux rouges, tuméfiés et remplis de pus, qu'on fit
évacuer par le conduit de Sténon dénudé et incisé
transversalement. Ce canal est libre partout ; sa surface
interne est pâle près de la cavité buccale et devient de
plus en plus rouge, à mesure qu'il s'approche de la
glande. Les veines qui partent de cet organe n'ont
point paru phlogosées, et le tissu cellulaire, qui unit les
lobules ne contenait pas la moindre quantité de pus.
On s'est assuré que les grains glanduleux étaient seuls
malades et que seuls ils renfermaient du pus. »

Cruveilhier a représenté dans la planche V de son
anatomie pathologique une glande parotide en suppuration ; au milieu de la glande on voit une multitude
de petits abcès pisiformes, sans communication les uns
avec les autres ; tous les conduits excréteurs de la parotide, y compris le canal de Sténon, sont distendus par
du pus. Dans l'observation I (obs. VII), qui se trouve
dans le texte annexé à la planche, le même auteur dit
qu'à l'autopsie on trouva le tissu de la parotide marbré
de rouge et de blanc : le blanc était du pus visqueux ;
tous les canaux excréteurs et le canal de Sténon, en

(1) Louis. Lancette française, numéro du 30 décembre 1830.
(2) Cruveilhier. Anat. path., pl. V, liv. 39, 1842.

particulier, en étaient remplis, chaque grain glanduleux était converti en un petit kyste purulent à parois
extrêmement injectées.

M. Giffard (1), dans sa thèse, écrite sous l'influence
de M. Leudet (2), qui avait d à exprimé son opinon
dans des leçons cliniques, rapporte deux observations
très-nettes où les lésions anatomiques étaient limitées
au tissu propre de la glande (Th. Giffard, obs. I et II).

Dans l'observation de M. Langlet (obs. IX), que j'ai
placée à la fin de ma thèse, il est noté qu'il y a du pus
en arrière et en dedans en petites couches assez minces
communiquant avec de petits foyers de la glande elle-
même. Ceux-ci, selon toute apparence, sont primitifs, et
le début de l'inflammation par le tissu glandulaire est,
du reste, en rapport avec la pathogénie admise par
l'auteur de cette observation, et sur laquelle je reviendrai plus tard.

Dans l'observation de M. Hanot, que je rapporte également (obs. X), le microscope démontra que de petits abcès multiples s'étaient produits dans le tissu conjonctif
interstitiel, et que les acini étaient le siége d'une véritable
inflammation catarrhale qui les avait remplis de cellules
épithéliales à différents degrés de transformation. Une
inflammation catarrhale n'est, d'ordinaire, pas secondaire ; il est probable que, dans ce cas, c'est bien, question de pathogénie à part, par les conduits et les grains
glanduleux que de proche en proche s'est faite l'inflammation, que c'est par propagation de voisinage que le

(1) Giffard. Thèse, Paris, 1861.
(2) E. Leudet. Cliniques de l'Hôtel-Dieu de Rouen, 1860.

tissu cellulaire interstitiel s'est enflammé et que la différence de terminaison de ces deux inflammations résulte de la différence de structure de ces deux éléments
de la glande.

Dans l'observation XIII, qui m'a été communiquée
par M. Th. Anger, on voit qu'à l'autopsie, l'incision de
la parotide enflammée montra les conduits et les lobules
de la glande remplis d'un pus épais et crémeux, tandis
que le tissu cellulaire interlobulaire est vascularisé,
œdémateux, mais non infiltré de pus.

Mon excellent maître, M. Lannelongue, dans plusieurs communications orales, m'a dit qu'il avait examiné
pendant son séjour, comme chirurgien, à Bicêtre, de
nombreuses parotidites, et que le microscope lui avait
toujours démontré que le siége de l'inflammation était
le lobule.

Rochoux (1), Griesinger (2) sont aussi d'avis que c'est
toujours par l'élément glandulaire que commence la
parotidite, mais c'est surtout aux recherches de Virchow (3) et de O. Weber (4), qu'on doit la connaissance
que, dans la plupart des cas, c'est cet élément qui est
primitivement malade.

Voici ce que démontre en général l'examen nécroscopique. Cette inflammation a les caractères d'un catarrhe
purulent; du pus remplit les grains glanduleux, les
conduits excréteurs et même le canal de Sténon; il y a

(1) Rochoux. Dict. en 30, art. Parotides.
(2) Griesinger. Tr. des mal. inf., p. 235. Trad.
(3) Virchow. Ann. de charité, Krankenh, liv. I, p. 4, 1858.
(4) O. Weber. Handbuch and Allg. und spec. cher. von Pitha und
Bilroth., t. III, p. 373.

de l'œdéme et un certain degré de vascularisation du tissu conjonctif périglandulaire. Sur une coupe transversale, les lobules dont le volume à l'état normal ne dépasse pas celui d'une petite lentille, se présentent sous l'aspect de noyaux d'un rouge sombre, du volume d'un haricot ou d'une noisette, et saillants ; ils sont remplis de pus, et chacun d'eux constitue un véritable petit abcès ; — dans certains cas même, où la marche de l'inflammation est très-rapide, il se fait un épanchement sanguin dans la cavité des lobules. Au microscope on trouve une prolifération nucléaire des cellules épithéliales des conduits excréteurs et des alvéoles glandulaires ; un certain nombre de noyaux ont déjà subi la transformation purulente, et certains alvéoles ne contiennent que des globules purulents. Le tissu conjonctif ne fait plus saillie comme à l'état normal au-dessus des lobules.

Plus tard, lorsque l'inflammation a gagné le tissu conjonctif, celui-ci devient le siége d'une infiltration de leucocytes, en même temps que les travées conjonctives s'infiltrent et se ramollissent, puis ces leucocytes se réunissent pour donner naissance à de petits abcès multiples, siégeant soit entre les lobules, soit dans la paroi du canal de Sténon et des principaux conduits excréteurs, et qui finissent par se réunir en un ou plusieurs foyers plus vastes.

Enfin, à une troisième période, les grains glanduleux, étranglés par le tissu conjonctif intra-lobulaire, dont le développement est gêné par la présence de l'aponévrose parotidienne, se sphacélent et apparaissent sous forme de petits noyaux gangréneux, au milieu du pus qui remplit la loge parotidienne.

Une variété anatomique particulière de parotidite est celle où l'inflammation de la glande proprement dite se complique d'une phlébite des veines qui la traversent et qui, dans certains cas, a peut-être été le point de départ de l'inflammation parotidienne et peut même la constituer. C'est ce qui a pu arriver dans l'observation de Robert (obs. XV) où à l'autopsie la parotide gauche, quadruplée de volume, offrait après la section une surface granuleuse de laquelle s'écoulait par mille points différents du pus en gouttelettes arrondies, provenant uniquement des orifices des nombreuses veines, qui se distribuaient dans la glande, et dont on a suivi plusieurs ramifications toutes suppurées à l'intérieur, et qui aboutissaient à la veine jugulaire externe enflammée jusqu'à la partie moyenne du cou. Cette variété de parotidite a été aussi signalée par Blandin et Cruveilhier.

En dehors des lésions de la parotidite proprement dite, on rencontre quelquefois à l'autopsie des lésions qui en sont la conséquence. C'est ainsi qu'on trouve les muscles disséqués, dissociés, par les fusées purulentes, infiltrés de pus, les os dénudés, l'articulation temporomaxillaire ouverte. On a vu la jugulaire interne ulcérée, comme dans l'observation de Robert W. Smith (obs. XVII).

Des phlébites des veines voisines de la parotide ont été rencontrées. L'observation déjà citée de M. Hanot, en offre un bel exemple. A l'autopsie, on trouva la veine méningée moyenne complètement oblitérée par un caillot grisâtre assez résistant, adhérent aux parois et à moins d'admettre, et rien n'impose une telle supposition, que cette veine ait subi isolément une telle modification, l'auteur de l'observation présume que cette altération est due à la propagation du processus morbide qui aura atteint la veine maxillaire interne et la portion du tronc jugulaire voisine de la parotide enflammée, mais la démonstration n'a pu en être faite par suite de la dissection. Dans l'observation VII, due à Cruveilhier, la jugulaire externe, à la sortie de la parotide, était remplie de sang coagulé et adhérent. Virchow dit avoir vu des thrombus dans les veines faciale, postérieure et jugulaire et jusque dans les sinus caverneux.

Suivant le même auteur, dans la parotide, les lésions s'étendent quelquefois au cerveau et à ses membranes, et il a vu le ganglion de Gasser infiltré de pus.

La glande parotide est quelquefois détruite tout entière, soit par la suppuration, soit par la gangrène; cette dernière n'est le plus souvent que partielle.

On observe parfois, à la suite des parotidites, des fistules du canal de Sténon et des oblitérations plus ou moins complètes de ce conduit qui ont pu être constatées sur le cadavre.

Etiologie

Ce chapitre comprend : 1° la division des parotidites; 2° leur pathogénie; 3° l'étude des états pathologiques dans lesquels elles se montrent.

1re DIVISION.

On a divisé les parotidites en *spontanées* et en *secondaires*.

Les parotides spontanées existent-elles? Je ne le crois pas et j'espère le démontrer tout à l'heure.

Quant aux parotidites secondaires, c'est-à-dire celles qui surviennent dans le cours d'une autre maladie et qui semblent avoir été les seules connues des anciens, j'ai déjà indiqué que depuis Hippocrate on les distinguait en *critiques* et en *symptomatiques*.

Les *parotidites critiques* étaient celles qui apparaissaient soit seules, soit concurremment avec d'autres phénomènes également qualifiés de critiques, vers le déclin des affections graves et principalement des fièvres, que, suivant l'expression ancienne, empruntée au langage judiciaire, elles jugeaient, c'est-à-dire qu'elles coïncidaient avec l'amendement des principaux symptômes et ouvraient, pour ainsi dire, la convalescence.

Par contre, *les parotidites symptomatiques* étaient celles qui, se montrant soit au début, soit pendant la période d'état de ces mêmes fièvres graves, n'étaient accompagnées ni suivies d'aucune amélioration dans l'état du malade. On leur accordait un pronostic très-grave.

Cette division doit-elle être conservée? Il est probable que non, et j'espère pouvoir établir que non-seulement les parotidites ne sont pas critiques, mais encore que, lorsqu'elles surviennent dans le cours d'une affection aiguë, elles ne sont point le fait de cette affection, dont elles ne seraient pas spécifiques, mais qu'elles résultent du mauvais état général, de l'affaiblissement de l'économie produit par la maladie. De plus, ce serait si bien cet état général qui, dans la production des parotidites, serait l'élément prédominant, qu'il ne faut pas dire que celles-ci sont secondaires aux affections aiguës graves, mais qu'elles sont symptomatiques de tout état mauvais de l'organisme, pouvant, quelle qu'en soit la cause en vicier la nutrition.

En analysant les observations de parotitides dites spontanées, on trouve presque toujours, soit dans l'état actuel, soit dans les antécédents du malade, une tare quelconque, une cause de détérioration de l'économie, sous l'inflence de laquelle la parotitide, qui au premier abord pouvait passer pour spontanée, s'est développée. C'est donc là une parotidite symptomatique et, suivant moi, l'expression de parotidite spontanée doit cesser d'être employée.

Je vais essayer de démontrer ces différents points.

A. *Les parotidites ne sont pas critiques.* — A mesure que l'esprit d'observation fut mieux éclairé, la notion des crises tendit à disparaître, et en particulier pour les parotidites, beaucoup de bons esprits qui n'avaient jamais vu dans les parotidites survenues dans le cours des affections graves qu'un symptôme du plus mauvais augure, rejetèrent complètement l'idée des *parotidites à critiques.* De ce nombre était Chomel.

Louis (1) à propos d'une parotidite survenue dans le cours d'une attaque de choléra rejette également cette variété de parotidites et fait remarquer qu'outre qu'il n'est pas certain que les malades guérissent quand ces complications se montrent, elles n'apparaissent le plus souvent que lorsque les malades sont hors de danger et que ce qu'il y a de plus positif, c'est qu'elles

(1) Louis. Obs. de parotidite dans le choléra, Gaz. hôp. 1849, p. 275, n° 69.

ne semblent entraîner aucun danger par elles-mêmes. Rochoux (1) pense qu'en admettant des *parotidites critiques* et des *parotidites acritiques*, on attribuait à ce symptôme une influence qui est nulle ou tout au moins fort différente de ce qu'on croyait. D'après cet auteur, localement les parotidites ne sont rien ou peu de chose; elles sont subordonnées à la gravité même de la maladie qu'elles viennent compliquer, gravité qu'elles indiquent, mais dont elles ne sont pas la cause. Cette gravité est-elle très-grande, on voit survenir une parotidite double, qui annonce une mort à peu près certaine; la cause morbide est-elle moins énergique, il ne survient qu'une parotidite simple, et encore ne paraît-elle souvent que tard. C'est même cette dernière circonstance qui expliquerait, d'après lui, la croyance aux parotidites critiques; dans ces cas, en effet, à l'apparition de la complication la période dangereuse du mal est franchie ou près de l'être, la guérison s'observe souvent, et en s'en tenant à une analyse un peu vague des faits, on peut très-bien l'attribuer au symptôme qui l'a précédée. Duplay (2) professe les mêmes opinons que Rochoux et pense qu'on ne doit considérer les parotidites que comme une maladie de plus se surajoutant à la maladie primitive et augmentant souvent sa gravité. Grisolle n'admet pas non plus les parotidites critiques. M. Gueneau de Mussy dit n'en avoir jamais vu qui méritassent ce nom.

En regard de ces opinions je dois donner celles contraires d'autres auteurs. Boyer (3) conserve la division

(1) Rochoux. Dict. en 30, article Parotides.
(2) Duplay. Arch. gén. de méd. 1832, t. XXIX.
(3) Boyer. Mal. chir., t. VI.

en critiques et symptomatiques dont il craint la résolution. Murat (1), qui avait observé avec Pinel, à la Salpêtrière, l'épidémie de fièvres adynamiques et ataxiques
de 1794, admet des *parotidites critiques* et des *parotidites symptomatiques*. Gendrin (2) signale des parotidites
dans trois cas de choléra et les regarde comme *critiques*.
Voici le passage de sa monographie :

« Trois malades ont eu des parotides qui ont suppuré.
Chez deux, elles ont paru le deuxième jour de la fièvre
de réaction, qui succédait à un choléra cyanique con-
firmé ; la fièvre a cédé immédiatement, l'état général
s'est amélioré, et les parotides se sont terminées heureusement par suppuration. Chez le troisième, une méta-
stase cérébrale s'était déjà manifestée, et elle a cédé
immédiatement après l'apparition des parotides, qui
s'est annoncée par une violente fièvre avec délire de
quinze heures de durée, laquelle s'est terminée par les
parotides et une sueur abondante. »

Je ferai observer que, pour les deux premiers cas, au
moins, les parotidites apparurent pendant la période
de réaction, à un moment où la maladie marchait naturellement à la guérison.

Les auteurs du Compendium de chirurgie admettent
également l'existence de *parotidites critiques*.

De l'examen de la plupart des observations de parotidites survenues dans le cours d'une maladie et publiées
depuis qu'on n'est plus autant sous l'empire de l'idée
des crises, il résulte que le plus souvent elles sur-

(1) Murat. Th. Paris, an XI.
(2) Gendrin. Monographie du choléra. Paris, 1832.

viennent dans le décours de la maladie, lorsque celle-ci a usé, pour ainsi dire, son action propre, et qu'il ne reste plus que l'état adynamique, résultat physique des pertes de toutes sortes qu'a subies le malade dans le cours de son affection, lorsque, par ce fait même, il n'est pas en état de réagir ou pour mieux dire qu'il réagit d'une façon vicieuse.

Je puis en citer quelques exemples. Chez les deux premiers malades de Gendrin, dont j'ai parlé plus haut, les attaques de choléra, dans le cours desquelles les parotidites s'étaient développées étaient, pour ainsi dire, terminées.

Les quatre observations du mémoire de M. Duplay (1) sont aussi des exemples de parotidites survenues à une période tardive du choléra ; dans une seule cette apparition eut lieu au moment où la période de réaction commençait à se modérer (obs. III); dans les trois autres les malades étaient en convalescence ou allaient y entrer : c'est aussi dans la convalescence d'un choléra de moyenne intensité (quatrième semaine de la maladie) que se développa une parotidite chez un malade de Rostan (2), et au cinquantième jour du début de la maladie chez un malade de l'observation duquel Husson fit part à l'Académie de médecine. Dans l'observation I, de la leçon clinique de M. Gueneau de Mussy, sur le *phlegmon parotidien*, ce qu'il désigne ainsi survint chez une femme plusieurs jours après qu'une pneumonie dont elle avait été atteinte tendait à la guérison, et même semble en avoir retardé la résolution. La 15e observation des *Recherches cliniques de*

(1) Duplay. Arch. gén. méd., t. XXIX. 1832, p. 365.
(2) Rostan. Leç. cl. sur le choléra. Gaz. hôp. 1849, p. 232.

Louis sur la fièvre typhoïde (1) est celle d'un homme chez qui une parotidite mortelle apparut au trente-quatrième jour d'une fièvre typhoïde. M. Bouillaud (2) dit que, dans cette même fièvre, c'est toujours lorsque la troisième période se prolonge au delà de cinq, six, sept ou huit septénaires et même plus que des eschares et des collections purulentes, entre autres dans la région parotidienne, se montrent, et que le malade finissant par tomber dans un état de marasme vraiment squelettique, succombe dans un état d'épuisement et d'infection des plus déplorables. Ces deux derniers auteurs sont donc d'accord pour reconnaître l'apparition tardive des parotidites au moins pour la fièvre typhoïde ; Louis l'admettait pour toutes les maladies. Grisolle et M. Isambert, cité par Durand-Fardel (3), déclarent que, dans la pneumonie, c'est toujours à une période avancée de la maladie qu'on voit apparaître des parotidites. Nous avons déjà vu que Rochoux avait signalé que l'éruption de cette complication se fait en général à une période presque ultime de la maladie ; c'est ce que constate aussi M. Gueneau de Mussy. Enfin, dans l'observation I de la thèse de M. Giffard (4), il s'agit encore d'une parotidite survenue au vingt-quatrième jour d'une fièvre typhoïde ; la thèse de M. Soueix (5) contient une observation communiquée par M. Le Dentu, et qui a trait à un érysipèle de la face compliqué d'une parotidite qui se montra pendant la convalescence de la maladie.

(1) Louis. Rech. cl. sur la fièvre typh.
(2) Bouillaud. Nosographie, t. III, p. 123.
(3) Durand-Fardel. Tr. des mal. des vieillards.
(4) Th. Giffard. Paris, 1861.
(5) Th. Soueix. Paris, 1876.

Bien loin d'amener une crise, cette complication emporte souvent le malade, soit par la violence des accidents inflammatoires, violence à laquelle il résisterait probablement s'il se trouvait dans des conditions meilleures, soit surtout parce que le malade épuisé ne peut plus faire les frais d'une suppuration. D'autres fois, au contraire, le malade résiste, soit que l'adynamie l'ait atteint d'une façon moins complète, soit que le sujet soit naturellement plus vigoureux ; cela peut tenir aussi à ce que le degré de l'inflammation est moindre et qu'elle est plutôt simple que double. Dans ces cas, la parotide n'a pour résultat que d'entraver la convalescence et de reculer le moment de la guérison.

Somme toute, en raison de son apparition tardive, de sa terminaison souvent fatale, du retard que, tout au moins, elle apporte dans la convalescence, la parotidite ne semble jamais être qu'une complication fâcheuse, dont la gravité tient soit, comme le croyait Rochoux, à la gravité même de la maladie, soit à l'état de faiblesse naturelle ou acquise du sujet. Son influence est donc plutôt nuisible qu'heureuse, et il n'y a pas lieu de lui donner l'appellation de *critique*.

B. *La parotidite se développe sous l'influence d'un mauvais état général ; elle n'est pas spontanée.* — Si les parotidites étaient le fait des maladies aiguës, elles ne le seraient pas de toutes, ou tout au moins, on les rencontrerait plus spécialement dans certaines d'entre elles ; or, il n'est peut-être pas d'état fébrile continu à la suite duquel on n'ait observé des parotidites. Mais surtout ce qui démontre bien que l'inflammation et la suppuration de la parotide tiennent à l'altération générale de l'économie bien plus qu'à l'espèce de la maladie, c'est leur apparition à une époque éloignée de celle-ci. J'ai déjà indiqué dans le paragraphe précédent que, dans presque tous les cas, les parotidites consécutives aux maladies aiguës apparaissaient dans le décours de la maladie, et j'ai cité des exemples, or, si c'était l'action spéciale de la maladie, qui déterminât leur apparition, celle-ci aurait lieu pendant la période d'état, où cette action propre est dans toute sa puissance, et non au moment où la convalescence va s'ouvrir et où il ne reste plus que l'état d'épuisement qui suit une maladie longue et grave. Ce qui tendrait encore à démontrer ce que j'avance, c'est que c'est surtout dans les formes adynamiques des maladies qu'on a observé les parotidites (fièvres typhoïdes adynamiques, typhus, pneumonies adynamiques, etc.).

Dans un certain nombre d'observations de parotidites survenues dans des états aigus, le mauvais état général qui prédomine et est évidemment la cause de l'inflammation est facile à mettre en lumière. Dans une observation qui m'a été communiquée par mon excellent maître et ami, M. Th. Anger, et empruntée à sa clientèle de la ville, une parotidite se développa chez un vieillard de 75 ans, porteur d'une grosse prostate et qui, à la suite de manœuvres imprudentes dans son urèthre, présenta tous les symptômes d'une cystite aiguë Dans ce cas, la parotidite apparut au moment où des accidents généraux graves se montrèrent et où le malade était dans un état de prostration extrême et, selon toute apparence, c'est à ce dernier état qu'il faut rapporter l'inflammation parotidienne, et non à l'état aigu (obs. V).

Dans une autre observation recueillie, à l'hôpital Lariboisière, dans le service de M. Guyot, par mon collègue et ami, M. Gauderon, il s'agit d'un homme de quarante ans qui, dans le cours d'une pleurésie datant déjà de plus d'un mois, et dont l'épanchement s'était, en partie, résorbé après une première ponction, fut pris, à la suite de l'ingestion de nitrate de potasse, d'accidents cholériformes et consécutivement d'une parotidite qui ne suppura pas. M. Guyot attribua cette parotidite aux accidents cholériformes qui auraient résulté eux-mêmes de l'ingestion du nitrate de potasse. Je crois, en effet, que, dans ce cas, l'inflammation parotidienne résultait de l'affaiblissement produit par les pertes séreuses subies par la voie intestinale, mais je crois qu'on doit aussi faire entrer en ligne de compte la longue durée de la maladie primitive et l'état général du sujet. Car, il est noté dans l'observation qu'à l'entrée du malade à l'hôpital, cet état général était déjà mauvais, et les accidents intestinaux n'ont fait que l'aggraver. C'est donc lui qui semble devoir être incriminé, et le choléra nitré n'a été qu'une cause déterminante (Obs. VI)

Dans une séance de la Société anatomique en 1871, M. Rendu (1), à propos de la théorie de la propagation de l'inflammation de la bouche à la parotide, citait un malade, également observé dans le service de M. Guyot, et qui, à la suite d'une dysentérie, eut une parotidite

(1) Bull. de la Soc. anat., sept. 1871.

précédée de quelques jours par du muguet. Ce dernier n'était évidemment que l'indice d'une débilitation, sous l'influence de laquelle laparotidite s'était produite; là encore l'état général l'emporte.

Il semble donc que tout état mauvais de nutrition de l'organisme, quel qu'en soit le point de départ, peut déterminer l'apparition de parotidites. Cela étant, il n'y a plus de raison d'admettre des *parotidites spontanées*, et si on a décrit celles-ci, c'est en restant à la surface des faits; une étude plus attentive ou bien des accidents ultérieurs viennent démontrer que ce qu'on avait pris pour une affection spontanée n'est que le résultat d'un trouble profond de l'économie acquis ou bien symptomatique d'une diathèse. C'est ainsi que les prétendus oreillons suppurés du Dr Emond (1), qui, pour moi, ne sont qu'une parotidite double, survinrent chez un jeune homme profondément anémié par un changement de vie, une mauvaise hygiène et de grandes fatigues professionnelles : que dans l'observation I de Cruveilhier (2), (obs. VII), la parotidite qui, au premier abord, pouvait passer pour spontanée, était symptomatique d'une affection des reins, révélée seulement par l'autopsie. Les observations III et IV de la clinique de M. Gueneau de Mussy sont aussi des exemples de parotidites en apparences spontanées, mais qui, somme toute, n'étaient que symptomatiques. Dans l'obs. III, il s'agit d'une femme goutteuse de cinquante-quatre ans, qui eut une parotidite sous l'influence appa-

(2) Edmond (loc. cit.).
(1) Cruveilhier. Atlas anat. path., liv. 39, pl. V.

rente d'un refroidissement de la joue, mais dans le cours de cette inffammation qui dura six semaines se montrèrent des symptômes de tuberculose pulmonaire.

Celle-ci existait évidemment à l'état latent, le refroidissement ne paraît avoir été qu'une cause efficiente de parotidite. La vraie cause productrice serait la diathèse tuberculeuse dont ces accidents aigus auraient déterminé une poussée. L'observation IV est celle d'un homme de trente-six ans, dyspeptique, hypochondriaque, chez qui une parotidite se développa également à la suite d'un refroidissement. Mais là encore c'est au trouble de la santé générale, consécutif aux accidents digestifs, que cette parotidite semble devoir être rapportée.

On pourrait probablement citer beaucoup d'autres faits de ce genre, si les observations de parotidites étaient publiées en plus grand nombre, du moins en France ; je m'en tiens donc à celles que j'ai trouvées et qui me semblent assez concluantes. Si elles prouvent que les parotidites ne sont pas, au moins en général, spontanées, elles démontrent également qu'elles n'ont pas besoin d'un état pathologique aigu pour se développer, que pour cela il suffit dans l'économie d'une cause d'altération plus ou moins profonde, entraînant après elle un degré plus ou moins grand de déchéance physique de l'individu.

Ce n'est pas seulement, en effet, consécutivement à des affections aiguës qu'on voit apparaître des parotidites, il n'est pas rare d'en rencontrer dans le cours d'affections chroniques, et de tout état de l'organisme capable d'en vicier la nutrition. Je citerai d'abord l'observation II de Cruveilhier (Obs. VIII) qui est celle d'une parotidite survenue dans le cours d'un cancer du foie.

En septembre 1871, M. Langlet (1), interne de M. Gubler à l'hôpital Beaujon, présenta à la Société anatomique des pièces provenant d'une femme de quarante ans, atteinte d'un épithélioma du col de l'utérus qui avait succombé à une parotidite double (Obs. IX).

La malade d'une autre observation de M. Langlet (2) était à une période avancée de la tuberculose pulmonaire, lorsque survint une parotidite.

M. Hanot (3) a publié également dans les Bulletins de la Société anatomique en 1872, une observation de parotidite suppurée chez une vieille femme de 89 ans, en état de démence sénile, et qui de plus présentait un épithélioma tubulé du nez et un abcès froid au niveau de côtes qui s'étaient fracturées à la suite d'un travail de résorption sénile (obs. X).

Mon excellent maître, M. Aug. Ollivier, m'a communiqué deux observations de parotidites liées à des affections chroniques. Dans la première, recueillie dans le service de Grisolle dont il était alors chef de clinique, il s'agit d'un femme atteinte d'une affection cérébrale avec hémiplégie gauche ; entrée à l'hôpital dans un état d'adynamie profond, sur lequel j'insiste, elle fut prise, treize jours après son entrée, d'une parotidite double à laquelle elle succomba (observation de la veuve Roy, obs. XI). La seconde (obs. XII) qui provient de son propre service à l'hospice des Incurables, à Ivry, est celle d'une femme très-avancée en âge, 89 ans, présen-

(1) Langlet. Bull. de la Soc. anat., 5e série, t. VI, 1871, p. 192.
(2) Langlet. Bull. de la Soc. anat., 5e série, t. VI, 1871, p. 199.
(3) V. Hanot. Bull. de la Soc. anat., 1872, p. 427.

tant les symptômes d'un ramollissement cérébral que l'autopsie démontra occuper la superficie des circonvolutions cérébrales; cette femme perdit l'appétit, et allait s'affaiblissant de jour en jour, entrée à l'infirmerie, elle y fut prise d'une parotidite et ne tarda pas à mourir dans un état d'adynamie et de collapsus complet.

Je dois également à l'obligeance de M. Th. Anger, une observation de parotidite survenue chez un vieillard de 84 ans, entré à l'hôpital Beaujon dans le service de M. Le Fort, suppléé par M. Anger, pour une hypertrophie de la prostate avec cystite purulente, parotidite qui fut également mortelle (Obs. Lecerf, obs. XIII).

Ce petit nombre d'observations ne paraîtra peut-être pas suffisant pour démontrer ce que j'avance, mais, je le répète, notre littérature médicale n'est pas riche en ce qui concerne les parotidites, d'ailleurs elles ont une grande signification. Dans toutes, en effet, il est impossible de remonter à une affection aiguë qui aurait produit la parotidite ; dans toutes également on trouve un état général mauvais, une cause d'affaiblissement, qui seule peut expliquer cette inflammation et démontre qu'elle tient à un vice de la nutrition.

Dans la deuxième observation de Cruveilhier, c'est la diathèse cancéreuse qui est en cause.

La première malade de M. Langlet avait une diarrhée continue; son affaiblissement était progressif et sa cachexie était accusée par des éruptions successives de muguet.

La seconde malade de M. Langlet était arrivée au troisième degré de la tuberculose pulmonaire, avec caverne, souffle, gargouillement, diarrhée ; là encore l'état

cachectique avancé s'accusait par une éruption de muguet.

Dans l'observation de M. Hanot, non-seulement il y
a diathèse cancéreuse, mais encore sénilité sous toutes
ses formes, de là double cause d'affaiblissement ; la tendance à la pyohémie était du reste manifeste et on
trouva d'autres suppurations.

Dans la première observation de M. Ollivier, il est
noté que l'hémiplégique qui en fait le sujet était dans
un état d'adynamie profonde ; dans la seconde du même
auteur, nous retrouvons un affaiblissement sénile aussi
marqué que possible.

Le malade de M. Anger présentait une double cause
d'affaiblissement, d'abord son âge avancé, puis la cystite purulente consécutive à son hypertrophie de la
prostate.

A ces observations, je puis ajouter quelques autres
faits.

Dans son mémoire sur les oreillons, le Dr Jacob dit
avoir vu dans le service de M. Brouardel, à St-Antoine,
une parotidite qui au premier abord pouvait être prise
pour un oreillon. Cette question de diagnostic ne nous
intéresse pas pour le moment, mais ce qui a attiré mon
attention, c'est que cette parotidite se montra dans la
résolution d'une pneumonie du sommet droit chez un
individu présentant tous les signes de la cachexie saturnine, et qui conservait même encore un certain degré de parésie des muscles de l'avant-bras. Voilà bien
des causes d'affaiblissement de l'individu, à savoir :
l'âge, la maladie aigue et sa forme particulière (il s'agit
d'une pneumonie du sommet), 'et enfin la cachexie sa-

turnine, en puissance de laquelle il était, et n'est-il pas rationnel de rattacher plutôt l'inflammation parotidienne à cette triple cause qu'à une seule, l'affection aiguë?

Dans une communication orale, mon collègue et ami M. Hutinel, interne du service de M. le professeur Parrot, aux Enfants-Assistés, m'a assuré que les parotidites n'étaient pas rares chez les enfants qui succombaient à l'athrepsie; malheureusement je n'ai pas pu me procurer d'observations de ce genre.

Enfin, M. Jaccoud, dans son traité de Pathologie interne, dit avoir vu deux fois cette complication à la période ultime de lésions organiques du cœur.

Une cause d'affaiblissement, quelle qu'elle soit, viciant d'une façon assez considérable la nutrition ou résultant du mauvais état de celle-ci, me semblerait donc, au moins d'après tous les faits que j'ai cités, parfaitement capable de produire une parotidite au même titre que, dans les mêmes cas, on voit des suppurations plus ou moins abondantes dans d'autres parties de l'organisme, par exemple, des abcès, des furoncles, se montrer dans la convalescence des affections graves, telles que variole, fièvre typhoïde, etc.

Si donc un état d'adynamie plus ou moins prononcé, suffit pour amener des parotidites dans des affections chroniques, ou simplement chez des individus plongés dans un état d'anémie extrême, par de mauvaises conditions hygiéniques ou par de grandes fatigues ; pourquoi donc dans les maladies aigues invoquer autre chose que la dépression des forces, qui en est la conséquence, surtout lorsque, comme je l'ai déjà fait remar-

quer avec insistance, l'inflammation parotidienne apparaît à un moment où la maladie, ayant terminé sa
période d'état, a épuisé son action propre ?

Je crois donc pouvoir conclure ce que j'ai énoncé en
tête de ce paragraphe à savoir : que la parotidite se
développe le plus souvent, au moins sous l'influence
d'un mauvais état général.

2° PATHOGÉNIE.

Diverses théories ont été proposées pour expliquer
la naissance des parotidites.

Celle qui actuellement est la plus adoptée est celle
d'après laquelle les parotidites seraient de nature pyohémique. Ce que j'ai dit, dans la discussion qui précède, des conditions de vice de nutrition dans lesquelles
se développe l'inflammation parotidienne, est en faveur
de cette opinion ; je n'insisterai donc pas davantage sur
ce sujet.

Une autre théorie est celle de la propagation d'une
inflammation de voisinage à la glande parotide, soit
directement et par l'intermédiaire du tissu cellulaire
(furoncles, anthrax, adénites, otites, arthrites de l'articulation temporo-maxillaire), soit indirectement par le
canal de Sténon.

La propagation directe par le tissu cellulaire est au
moins rare ; pour l'admettre il faudrait que la parotidite siégeât d'emblée dans le tissu cellulaire de la
glande, pour se propager ensuite au parenchyme
même ; or, l'anatomie pathologique démontre qu'en
général ce sont les grains glanduleux qui sont pris

d'abord, et que lorsque le tissu cellulaire glandulaire l'est, ce n'est que consécutivement.

La propagation indirecte, ou par le canal de Sténon serait-elle bien plus en rapport avec les données anatomiques normales et pathologiques ; une inflammation quelconque siége à la surface de la bouche, se propage au canal de Sténon et gagnant de proche en proche finit par atteindre les grains glanduleux. D'assez nombreux auteurs ont soutenu cette opinion ou apporté des faits à l'appui ; je vais les passer successivement en revue.

Hildenbrand (1) insiste sur l'inflammation catarrhale qui, au début du typhus, siége sur la muqueuse de la bouche et sur celle de la langue et y rattache même, mais d'une façon non explicite, l'éruption des parotidites.

Pinel aurait aussi vu des cas analogues. De même Cruveilhier.

On lit dans l'Histoire médicale des maladies épidémiques d'Ozanam (2) que dans certaines épidémies de pneumonies malignes qui se compliquaient de parotidites on signala l'inflammation du voile du palais, de la langue, une éruption aphtheuse.

M. Piorry (3) et ses élèves ont surtout défendu cette théorie pathogénique de la parotidite. Suivant eux souvent cette affection succède à quelque accident observable du côté de la bouche, à une stomatite, à une gingivite, à une glossite, à des phlegmasies pseudomembraneuses, à des ulcérations, à des enduits épais

(1) Hildenbrand. Du typhus contagieux, traduit par Gase.
(2) Ozanam. Hist. méd. des maladies épidémiques, t. II.
(3) Piorry. Trad. de méd. prat., t. V.

et fétides formés sur la muqueuse buccale. M. Piorry
dit même avoir observé une parotidite mortelle consécutive à l'avulsion d'une dernière dent molaire supérieure et, dans d'autres cas, il aurait vu l'inflammation parotidienne se dissiper, l'orsquil avait cautérisé
au nitrate d'argent des ulcérations de la muqueuse
situées au niveau de l'ouverture du canal de Sténon ou
lorsqu'il avait enlevé les enduits épais dont les dents
correspondantes à ce conduit étaient recouvertes.

M. Lecorney (1), s'appuyant sur l'autorité de M. Piorry,
semble disposé à admettre ce même mode de propagation ; il cite, à ce propos et comme preuve de ce qu'il
avance, des *parotidites anormales*, c'est-à-dire des cas
dans lesquels l'inflammation, au lieu d'affecter la parotide s'était portée sur la glande sous-maxillaire ou sur
la glande sublinguale : parotidites anormales observées
dans la morve aiguë, dans le choléra (Duplay, *Arch. de
méd.* 1832 — Briquet et Mignot. Tr. du choléra-mor-
bus). L'auteur se demande du reste pourquoi la stomatite étant si fréquente, la parotidite est si rare ? Il ne se
répond pas. Partant encore du même principe que l'inflammation se propage de la bouche à la parotide,
M. Lecorney s'interroge aussi sur l'influence que peut
avoir, sur la fréquence de la parotidite, le traitement
dirigé contre la maladie primitive : sans se prononcer,
il fait remarquer cependant que les parotidites étaient
communes avant l'usage des médicaments incriminés
(quinquina, tartre stibié). A ces deux questions la ré-
ponse me semble faite. S'il n'y a pas de rapport entre

(2) Lecorney. Th. Paris, 1854.

le nombre des affections de la bouche et celui des parotidites, et si l'action des médicaments n'y est pour rien,
c'est que ces inflammations ne sont rien moins que liées
à un état local, que c'est un état général qui les produit
et que un individu jouissant d'une bonne santé générale n'aura jamais de parotidite, même avec un état
pathologique local très-accentué. Du reste, M. Piorry,
dont les assertions pourraient sembler les plus concluantes en ce sens, ne nous renseigne pas sur l'état
général des malades dont il parle.

Un autre élève de M. Piorry, M. Malfilâtre (1) admet
également ce mode de propagation de la parotidite.

M. Bouillaud aurait fait remarquer souvent la parotidite dans des cas de stomatite ulcéreuse ; mais, comme
le faisait observer M. Laborde (2), ce terme de *parotidite*
emportait certainement pour lui, dans un certain nombre de cas, l'idée d'engorgement des ganglions sous-
maxillaires et parotidiens.

M. Langlet (obs. IX) attribue aussi à une inflammation de voisinage dont le point de départ aurait consisté,
en du muguet et des ulcérations aphtheuses de la langue, la parotidite double qu'il a observée chez une
femme atteinte d'un épithélioma du col de l'utérus.

M. Schützenberger (3) a soutenu, à la Société de médecine de Strasbourg en 1872, que toujours les parotidites
secondaires des fièvres graves étaient consécutives à
des inflammations de la muqueuse buccale, et que

(1) Malfilâtre. Th. Paris, 1864.
(2) Laborde. Bull. de la Soc. anat., 1871. p. 196.
(3) Schützenberger. Gaz. méd. de Strasbourg, 1er décembre 1872.

l'adynamie était incapable, par elle-même, d'en produire.

Griesinger admet que cette propagation de l'inflammation de la bouche à la parotide peut se faire dans
quelques cas, mais que le plus souvent il se fait une
sorte de processus métastatique de nature pyohémique.

Enfin, dans la séance du 30 septembre 1873, un médecin belge, le Dr J. Crocq (1) (de Bruxelles) a lu a
l'Académie de médecine un travail sur la parotidite
consécutive aux affections aiguës graves. Suivant lui,
les parotidites sont toujours précédées et accompagnées
d'une stomatite fort intense, et si dès le début d'une
parotidite, on presse sur le canal de Sténon, on fait
soudre une goutte de pus. « Cette goutte de pus, dit-il,
ne provient pas de la suppuration de la glande ; elle la
précède et en est indépendante. » Suivant le Dr Crocq,
les parotidites des fièvres graves n'auraient jamais
d'autre cause que cette stomatite, de sorte que « la nature des maladies, après ou pendant lesquelles elles
surviennent, n'y est absolument pour rien ; peu importe
qu'elles soient générales ou locales, infectieuses ou
non. » Du reste déjà Davasse (2) avait dit que la fluxion
ou la phlogose buccale sont fréquentes dans un grand
nombre de maladies, et que si on ne les trouve pas
c'est qu'on ne les recherches pas, les altérations symptomatiques de la langue fixant seules l'attention.

S'il en était ainsi que le pensent tous les auteurs que
je viens de citer, on ne comprendrait pas pourquoi, si-

(1) J. Crocq. Bull. de l'Acad. de méd., 1873.
(2) Davasse. De la Fluxion et de l'Inflammation buccales dans le cours
des maladies. Gaz. Hôp. 1849.

non tous, au moins un grand nombre de cas de stomatites, d'ulcérations de la bouche, ou de muguet ne seraient pas suivies de parotidites ; or les stomatites, et des plus graves, les ulcérations buccales, le muguet sont fréquents, et les parotidites sont rares et ne se rencontrent guère que dans des états graves. D'ailleurs l'observation de M. Langlet prouverait plutôt contre son opinion qu'en sa faveur. Il est noté, en effet, qu'à l'autopsie, la parotidite droite ayant été enlevée et une section longitudinale du canal de Sténon ayant été faite, la muqueuse de ce conduit à partir de son orifice était intacte dans une étendue de 1 à 1 1/2 centim., et qu'elle était ensuite enflammée depuis ce point jusqu'à la glande ; si, comme le croit M. Langlet, il y avait eu une propagation de l'inflammation de la bouche à la parotide, la muqueuse du canal de Sténon devrait être enflammée dans toute son étendue, mais surtout au niveau de l'orifice. Dans la discussion qui suivit cette présentation, M. Berger apporta un autre argument contraire à ce qu'avançait le présentateur ; il émit l'opinion que l'ulcération pourrrait bien être secondaire et due à l'irritation du pus versé par le conduit de Sténon. Si elle était primitive, l'inflammation aurait plus de tendance à se propager au tissu cellulaire périglandulaire, comme cela se passe dans le sein à la suite des excoriations du mamelon. Cet argument paraît avoir quelque valeur.

La parotidite se développerait aussi à la suite d'une oblitération du canal de Sténon, soit par un caillot, soit par de fausses membranes, soit encore par un calcul, etc. Cette oblitération aurait pour effet immédiat

l'accumulation de la salive, qui distendrait démesuré-
ment le conduit, d'où inflammation. Ce mode pathogénique, indiqué par Piorry et Jarjavay (1), n'est qu'une
variété du précédent.

Quant à l'action du froid, de l'humidité agissant
comme topiques sur la glande superficiellement placée
pour en produire l'inflammation, je crois en avoir assez
dit à propos des parotidites spontanées pour expliquer
le rejet d'une cause de cette nature.

Je ne citerai que pour mémoire la théorie pathogénique proposée par M. Malfilâtre dans une thèse dont
j'ai déjà parlé, et qui a été écrite sous l'influence de
M. Piorry. C'est celle des *parotidites septicémiques*; pour
les produire, un miasme de nature spéciale, introduit
dans l'économie par la voie pulmonaire, agirait sur la
parotide comme les effluves des marais agissent sur la
rate en augmentant son volume.

En résumé, tout en faisant des réserves au point de
vue de l'influence des lésions de la muqueuse buccale
sur la production des parotidites, il semble que dans la
majeure partie des cas l'éruption de cette affection a
lieu par une sorte de processus pyohémique, qui est
lui-même sous l'influence de l'état général.

Il faut ajouter, toutefois, que dans un grand nombre
de cas, les deux causes, inflammation buccale et mauvais état général, peuvent se trouver réunies; l'em-
barras peut alors être grand ; mais, pour moi, j'ai tout
lieu de supposer que la cause efficiente est l'état général, et que la stomatite ne joue ici que le rôle de cause
prédisposante.

(1) Jarjavay, Anat. chir.

3° ÉTATS PATHOLOGIQUES DANS LESQUELS SE RENCONTRENT LES PAROTIDITES.

Dans ce paragraphe, je passerai successivement en revue, au point de la parotidite, les pyrexies, les maladies générales aiguës ou chroniques, les maladies d'organes également aiguës ou chroniques.

Mais, avant d'aborder cette étude, je tiens à établir que quelle que soit la pathogénie des parotidites, c'est sur tout à la suite des affections aiguës qu'on les voit apparaître, si bien que, comme je l'ai déjà dit, et comme le font remarquer M. Clos, et dans une thèse toute récente M. Soueix (2), il n'est peut-être pas de maladie s'accompagnant d'un état fébrile continu qui n'ait présenté cette complication. On la voit aussi comme une des suites des maladies purulentes, l'infection purulente, la morve, l'érysipèle.

Aux causes générales qui sont prédominantes on voit quelquefois s'ajouter des causes déterminantes, telles qu'un courant d'air froid sur la joue, une fluxion salivaire, une stomatite, des ulcérations de la bouche, du muguet, des fuliginosités des dents, l'avulsion même d'une dent, comme M. Piorry dit l'avoir vu.

J'ai déjà indiqué que la constatation de ces causes avait été le point de départ de la théorie pathogénique de la propagation de l'inflammation de la bouche à la parotide, je n'y reviendrai pas.

Il n'y a pas d'influence saisonnière.

(1) Clos. Th. Paris, 1854.
(2) Soueix (loc. cit.).

A. *Pyrexies. Typhus.* — De toutes les affections aiguës, c'est surtout dans celles qui présentent des caractères typhiques qu'on voit se développer des parotidites, ce qui est en rapport avec la théorie de la pathogénie par pyohémie, sous l'influence de l'état général mauvais.

Le typhus tient le premier rang, et Hildenbrand (1) a pu écrire qu'il n'y avait pas de typhus sans parotidites ; celles-ci seraient au typhus ce que les bubons sont à la peste. D'après cet auteur, le moment de l'apparition des parotidites différerait suivant qu'il s'agit du typhus régulier ou du typhus irrégulier ; dans le typhus régulier, cette apparition a lieu vers la fin du premier septénaire, dans la période inflammatoire, en même temps que l'éruption cutanée ; dans le typhus irrégulier, c'est pendant la période nerveuse ou à la fin de la maladie. Sennert (2) signale aussi les parotidites comme très-fréquentes dans la fièvre de Hongrie ; de même Lazare Rivière (3) dans la fièvre de Montpellier, où elles se montraient du neuvième au onzième jour, et étaient mortelles dans l'espace de deux jours. Sydenham, Sarcone, Pringle (4), ont aussi souvent vu le typhus s'accompagner de parotidites, et, comme Rivière, les considéraient comme critiques. L'épidémie de typhus qui éclata à Wilna pendant la funeste retraite de Russie, fut marquée par la complication fréquente de paroti-

---

(1) Hildenbrand. Du Typhus contagieux, traduit par Gase, p. 56.
(1) Sennert. Morb. unc., t. II, p. 747, et op. omnia, t. III, p. 754.
(2) Laz. Rivière. Meth. cur. febr. (1623).
(3) Pringle. Mal. des armées, p. 263.

dites; dans d'autres épidémies, au contraire, elles sont à peine indiquées.

L'inflammation parotidienne aurait du reste une telle importance, que des hommes comme Pringle et Richter, cité par Murat, ont avancé qu'elle pouvait constituer la première et même la seule manifestation du typhus, et que Chomel professait qu'on doit diagnostiquer un typhus spontané lorsqu'on voit apparaître des parotidites dans le cours d'une affection aiguë quelconque, et qu'elles s'accompagnent en outre de stupeur et d'un exanthème semblable à celui du typhus, et durant comme lui six à sept jours. Cette opinion de Chomel et celle de Hildenbrand sont sans doute exagérées, mais elles donnent une idée de la fréquence et de l'importance des parotidites dans le typhus.

Fièvre typhoïde. — Les parotidites se montrent moins communément dans la fièvre typhoïde. Louis n'en avait vu qu'un cas, celui de la quinzième observation de ses recherches sur la fièvre typhoïde. Bouillaud (1), dans sa Nosographie, dit n'en avoir vu que cinq ou six cas sur plusieurs centaines de malades. Andral en cite cinq cas sur environ 130 observations. — (Obs. XXV, XXVI, XLV, CXXXIII et CXXXVII) (2). Barth, au dire de Louis, n'en aurait vu qu'une sur trente cas mortels.

Par contre, Pinel en vit un grand nombre dans l'épidémie de fièvres ataxiques et adynamiques, correspondant à la fièvre typhoïde moderne qui régna à la Salpêtrière, en 1794, et dont elles constituaient le carac-

(1) Bouillaud. Nosographie.
(2) Andral. Cl. t. l. mal. de l'abd.

tère spécial; il en signala aussi dans l'épidémie des prisonniers de Semur, en 1806 (1).

Déjà, du reste, elles avaient été indiquées par les auteurs anciens dans les fièvres qui constituent aujourd'hui la dothiénentérie, et de même quenous les voyons aujourd'hui se développer inégalement dans les différentes formes de cette maladie et se montrer surtout dans les formes adynamiques, on voit J.-P. Franck excepter de cette complication ce qu'on appelait alors les fièvres continues nerveuses et la fièvre gastrique nerveuse. On ne les trouve aussi indiquées par Pinel que dans les fièvres de sa Nosologie correspondantes à nos formes graves (fièvres adynamique, taxique, biliosonerveuse).

Quel que soit leur degré de fréquence, tous les auteurs classiques français et étrangers considèrent aujourd'hui les parotidites comme des complications assez ordinaires de la fièvre typhoïde, principalement dans ses formes graves, adynamiques et ataxo-adynamiques; très-rares dans l'enfance, où Rilliet et Barthez disent n'en avoir vu qu'un cas.

Fièvre jaune. — Dans la fièvre jaune, cette complication semble assez rare. Cependant ce peu de fréquence n'aurait pas, dit-on, existé dans tous les pays et dans tous les temps. Poupé-Desportes, cité par Devèze, et qui exerçait à Saint-Domingue au xviiie siècle, en aurait observé assez souvent, de même que Gilbert, également cité par Devèze. Le père Labat (3) avait vu souvent

(1) Pinel. Nosographie philosophique, t. I, p. 141 et 233.
(2) Devèze. Tr. de la fièvre jaune. Paris, 1820.
(3) Labat (le père). Nouveau voyage aux îles de l'Amérique, t. I, Paris, 1722.

aussi à la Martinique des suppurations des parotides, ainsi que des glandes inguinales et cervicales dans le cours des fièvres jaunes, mais il est permis de croire, par suite de ce rapprochement, que c'étaient plutôt les ganglions de la région parotidienne que la parotide elle-même qui étaient envahis par l'inflammation suppurative. Dans l'épidémie très-meurtrière du Fort-Royal de la Martinique, de 1802 à 1803, M. Moreau de Jonnès (1), capitaine à l'état-major de la Martinique et chargé de la surveillance des hôpitaux militaires, observa souvent concuremment avec le médecin de l'hôpital militaire, Savarési, des bubons et des parotidites auxquels la rapidité de la mort ne laissait pas le temps de suppurer. Dans une lettre écrite du même Fort-Royal, Georges Davidson (2), cité par M. Duplay, dit avoir vu des parotidites chez des sujets atteints de fièvre jaune, mais il ne s'explique pas sur le degré de fréquence de ce symptôme.

Des observateurs en général plus récents et dont le témoignage a plus de valeur que celui de certains témoins que je viens de citer et qui, comme le père Labat et M. Moreau de Jonnès n'appartenaient pas à la profession médicale, sont d'accord pour affirmer le peu de fréquence des parotidites dans la fièvre jaune. Devèze (3), qui avait observé les épidémies de Saint-Domingue et de Philadelphie (1793), n'avait rencontré qu'une seule parotidite, qu'il incisa et qu'il considérait

<hr>

(1) Moreau de Jonnès. Monographie hist. et méd. de la fièvre jaune. Paris, 1820.
(2) Georges Davidson. Duplay. Arch. méd., 1832.
(3) Devèze (loc. cit.).

comme critique. Valentin (1), en cinq ans passés aux
Etats-Unis, vit beaucoup de fièvres jaunes et peu de parotidites. Dans le même laps de temps, aux Antilles,
sur plusieurs centaines de cas, Rochoux (2) n'en ren-
contra pas une seule. A Barcelone (3), sur 30,000 malades, il ne s'en produisit que 10 à 12 cas, et encore
dont l'influence sur la marche de la maladie fut nulle,
peut-être même n'en était-ce pas? En 1828, à Gibraltar,
Louis (4) ne paraît en avoir observé qu'un cas. Dans la
relation de l'épidémie de fièvre jaune observée à la
Martinique, de février 1839 à juillet 1841, et qui lui
servit de thèse inaugurale, Dutrouleau (5) en signale
quelques cas comme exceptionnels et, qui survinrent
dans la deuxième période de la maladie, cette période
commençant le troisième ou le quatrième jour.

Peste. — On a admis que dans cette terrible maladie,
les parotidites marchaient de pair avec les bubons et se
montraient presque aussi fréquemment que dans le typhus. Dans certaines épidémies, cette fréquence aurait
été telle, que sa connaissance était tombée dans le do-
maine public et qu'on voit dans la XIX⁰ observation
communiquée à Laz. Rivière par Rufus, que, dans la
peste de France, en 1628 et 1629, un moyen vulgaire
d'arrêter la maladie dès le début consistait à produire

(1) Valentin. Duplay (loc. cit.).
(2) Rochoux. Dict. en 30. Art. Parotides.
(3) Rapport sur l'origine, les progrès, la propagation par voie de contagion de la fièvre jaune qui a régné, en 1821, à Barcelone. Traduit de
l'espagnol par Rayer.
(4) Louis. Rech. sur la fièvre jaune de Gibraltar en 1828 (Bull. de la
Soc. méd. d'obs. de Paris, t. II, 1844.
(5) Dutrouleau. Th., Paris, 1842.

artificiellement des éruptions de parotidites par l'application sur les parotides de substances irritantes et de vésicatoires. Peut-être faut-il rabattre de cette opinion et a-t-on pris souvent pour des parotidites des suppurations des ganglions de la région parotidienne, en un mot de simples bubons?

Quoi qu'il en soit, vraies ou fausses, les parotidites ont été signalées dans presque toutes les épidémies anciennes. Nous venons de voir qu'elles l'avaient été dans la peste de France de 1628 et 1629. Bertrand (1) en parle à deux reprises différentes dans ses observations sur la peste de Marseille, en 1720. J.-P. Franck (2) en fait un des caractères de la maladie, mais de sa description même il semble qu'il s'agissait plutôt des bubons de la région parotidienne que de parotidites proprement dites, car il dit que la *parotide pestilentielle* a son siége dans les ganglions situés au voisinage des oreilles et de la glande salivaire, rarement dans cette glande même. Dans la peste de Moscou, en 1777, Samoilwitz signale aussi des parotidites, rares chez les adultes, assez fréquentes chez les enfants, mais il paraît, lui aussi, avoir confondu parotidites et bubons, ainsi que le fait remarquer Murat, dans une note de son excellente thèse sur la parotide, et ce qui résulterait du texte même de l'observateur russe, qui aurait remarqué que lorsque les tumeurs dont il parle se manifestaient vers les parotides, c'étaient toujours au-dessous et jamais sur ces glandes elles-mêmes. Les auteurs modernes

(1) Bertrand. Obs. sur la maladie contagieuse de Marseille, peste de 1720, p. 9 et 10.
(2) J.-P. Franck. Tr. de méd. prat., trad. de Goudareau.

Iszenard.   4

qui ont écrit sur la peste, Bulard, Clot-Bey, Aubert-Roche, Brayer, Lachèze, Prus (*Rapp. à l'Ac. de méd.*), ne parlent pas de parotidites mais de bubons siégeant dans la région parotidienne. Il pourrait donc bien être que les anciens observateurs se soient trompés ou tout au moins qu'ils se soient servis d'une expression à laquelle ils n'attachaient pas le même sens que celui qu'elle a maintenant; nous avons déjà vu, en effet, que jusqu'au commencement de ce siècle, on avait appliqué le terme de *parotide* aux tuméfactions quelconques de la région parotidienne.

En résumé, il est au moins probable que les parotidites sont rares dans la peste.

Fièvres éruptives. — Les parotidites ne sont pas très-communes dans ce genre de fièvres, cependant on en signale un certain nombre. Ce serait dans la scarlatine, en raison de sa tendance aux suppurations, qu'on rencontrerait surtout l'inflammation parotidienne. J'ai placé à la fin de ma thèse une observation (1) de parotidite (obs. XVIII) survenue au septième jour d'une scarlatine et qui n'était qu'un des symptômes d'une diathèse purulente; caractérisée en outre par une infiltration purulente dans les muscles de la jambe droite et la suppuration des articulations du coude-pied et du genou du même côté. Je reviendrai sur cette observation qui est, en même temps, un exemple de terminaison anormale des parotidites.

On les a signalées depuis longtemps dans la variole

(1) Robert W. Smith, in Arch. gén. de méd., 1846, 4ᵉ série, t. XXII. Obs. extraite de Dublin Quarterly Journal, mai 1846.

et, d'après Rivolti, la suppression subite de la salivation dans cette fièvre vers le onzième jour serait la cause de l'apparition d'une parotidite, qui, abandonnée à elle-même, ne tarderait pas à menacer le malade de suffocation; d'autres fois, d'après le même auteur, ce ne serait que longtemps après la terminaison de la maladie que, par suite de l'évacuation incomplète de la matière morbide, celle-ci se dépose sur la parotide et la mort en est le résultat. Nous n'avons que faire de ces explications, je me contente d'enregistrer ce fait que Rivolti (1) avait vu des parotidites dans la variole. Les auteurs classiques parlent cependant peu de cette complication, pour ne pas dire qu'ils la passent presque sous silence, cependant il serait étonnant que la variole, qui laisse souvent après elle une véritable diathèse pyogénique et un état d'affaiblissement propres au développement des parotidites échappât à ce fâcheux épiphénomène. — Je n'en ai trouvé cependant que trois observations, l'observation V de la clinique de M. Gueneau de Mussy et les deux observations publiées dans la thèse de M. Soueix, et dont l'une a trait à une femme que, pendant mon internat à l'Hôpital temporaire, j'ai eu occasion de voir dans le service des varioleuses; dans ces deux derniers cas la parotidite ne semble avoir été qu'un des symptômes d'une diathèse purulente.

Pour la rougeole, je n'ai trouvé que cette indication, d'après Rivolti, que Morgagni aurait vu quelquefois les parotidites compliquer la rougeole.

(1) Rivolti. Dissert. sur les parotides; Vienne, 1702.

Quant à la suette miliaire, je ne sache pas qu'on ait signalé les parotidites dans le cours de cette fièvre éruptive.

Fièvres intermittentes. — Dans ces fièvres les parotidites se rencontrent assez souvent et y auraient été connues dès l'antiquité, car d'après M. Littré, les fièvres dans lesquelles Hippocrate avait signalé des parotidites ne seraient autres que des formes rémittentes ou continues des fièvres endémiques des pays chauds. Torti (1) cite deux cas de parotidites terminées par résolution consécutives à des fièvres pernicieuses; dans un cas la fièvre avait complètement cessé, dans l'autre, de continue, elle était devenue franchement intermittente. Ramazzini (2) vit, dans le cours de l'année 1690, plusieurs fois des parotidites suppurées, dont l'influence fut du reste nulle sur la marche de la maladie, se développer dans des fièvres tierces. Elles s'offrirent encore plus fréquentes et la plupart mortelles à l'observation de Lancisi (3). Nos médecins militaires, si compétents en tout ce qui regarde l'impaludisme, ont signalé aussi les parotidites dans les fièvres intermittentes, et comme les auteurs anciens que je viens de citer, ils ont remarqué que c'était surtout, sinon exclusivement, dans les formes pernicieuses qu'on trouvait cette complication. Maillot (4) dit qu'elles sont plus fréquentes dans les fièvres pernicieuses comateuses et dans les

(1) Torti. Therapeutice specialis, p. 283 et 316.
(2) Ramazzini. Op. omnia, p. 127.
(3) Lancisi. De nox. palud. effluv., lib. 2, ch. 1, caput 11.
(4) Maillot. Tr. des fièvres intermittentes.

formes rémittentes ou pseudo-continues de ces mêmes fièvres que dans les fièvres intermittentes à type franc ; qu'on ne les voit apparaître que rarement lorsqu'il n'y a eu qu'un seul accès pernicieux, surtout si on ne laisse pas les affections pseudo-continues passer à l'état typhoïde.

Quant à la cachexie palustre, je ne crois pas qu'on ait signalé jusqu'ici des parotidites, comme s'étant produites dans son cours, mais en raison de l'anémie profonde, de l'état d'épuisement dans lesquels elle plonge les sujets qui en sont atteints, il semble qu'elle soit un terrain tout préparé pour l'évolution de cette inflammation.

B. *Maladies générales.* — *Choléra.* — On a comparé la fréquence des parotidites dans cette maladie à celle de cette même inflammation dans la fièvre typhoïde. Ce degré de fréquence a, du reste, varié dans les différentes épidémies.

En 1832, où l'apparition des parotidites marqua le déclin de l'épidémie, Gendrin en signale trois cas. M. Duplay (1), dans un mémoire inséré dans les *Archives de Médecine* de la même année, en publie quatre observations, les seules qu'il ait pu recueillir sur environ deux cents cholériques qu'il avait vus. Husson fit part à l'Académie de Médecine de deux cas qu'il avait observés ; dans la même séance, Larrey déclara en avoir vu deux cas, Murat trois et Gasc également trois.

En 1849, Louis (2) et Rostan (3) en signalent chacun

(1) Duplay (loc. cit.).
(2) Louis. Gaz. hôp. 1849, p. 275, n° 69.
(3) Rostan. Leç. cl. Gaz. hôp., 1849, p. 232.

un cas; Briquet (1) dit ne pas en avoir vu un seul cas sur près de deux cents cholériques.

A Rouen, également en 1849, Leudet, d'après M. Giffard, en aurait vu deux cas, et en 1854, n'en aurait pas rencontré un sur 171 malades.

M. Giffard en a placé dans sa thèse deux observations recueillies à Rouen en 1861, mais il n'est pas sûr pour la première qu'il s'agisse d'une véritable parotidite.

C'est à une période assez avancée du choléra qu'on voit survenir, en général, les parotidites. Chez deux des sujets, au moins, observés par Gendrin, cette apparition eut lieu dans la période de réaction, il en est de même pour les malades des trois premières observations de Duplay. Chez le malade de la quatrième observation du même auteur, chez celui de Rostan, et probablement aussi chez celui de Louis, ce fut à une période plus ou moins éloignée de la convalescence.

Cette complication du choléra serait, d'ailleurs, plus fréquente dans l'âge adulte et dans la vieillesse que dans l'enfance où Rilliet et Barthez n'en connaissent qu'un cas.

Infection purulente. — Les parotidites y sont assez fréquentes, ce qui est un argument de plus en faveur de la théorie pathogénique, par pyohémie. J'ai placé à la fin de cette thèse deux observations intéressantes (observ. XIV et XV) tirées d'un mémoire de Dance (2), l'une

(1) Briquet et Mignot. Tr. du choléra morbus.

(2) Dance. De la phlébite utérine et de la phlébite en général considérées principalement sous le rapport de leurs causes et de leurs complications. Arch. gén. de méd. 1re, série, t. XIX, p. 30, déc. 1828.

qui lui est personnelle, l'autre qui est due à Robert, et dans lesquelles on vit apparaître des parotidites concurremment avec d'autres suppurations, le point de départ constaté à l'autopsie ayant été des phlébites. Dans ces deux cas l'infection purulente était spontanée. M. Richet, dans son traité d'anatomie chirurgicale, dit avoir vu à la Pitié, en 1865, une parotidite chez un malade atteint d'une infection purulente chirurgicale.

Fièvre puerpérale. On a dit que la parotidite se rencontrait assez souvent consécutivement à cette affection; je n'ai pu trouver sur ce sujet que l'affirmation de M. Jaccoud dans son traité de pathologie interne et l'observation II de la clinique de M. Gueneau de Mussy.

Des parotidites observées dans la fièvre puerpuérale, il faut rapprocher celles qui se produisent dans l'état puerpéral. Les auteurs du Compendium de chirurgie citent le cas d'une dame qui, à la suite d'une couche, eut successivement quatre abcès douloureux, distincts les uns des autres, de la région parotidienne gauche, abcès comparables par leur multiplicité à ceux qui se produisent assez souvent dans la mamelle. Il s'agit bien évidemment de foyers d'inflammation circonscrits aux lobules de la glande.

Morve. La parotidite est fréquente aussi, dit-on, dans cette affection.

Erysipèle. On a signalé la parotidite parmi les complications de cette maladie générale. M. Soueix en rapporte, dans sa thèse, un cas observé par M. Le Dentu dans un érysipèle de la face; il fut suivi de guérison.

M. Ollivier m'a communiqué une observation de parotidite mortelle survenue dans le cours d'un érysipèle du membre inférieur dont le point de départ fut un eczéma variqueux.

Cachexie cancéreuse. Je rappellerai les exemples qui se trouvent déjà indiqués dans ma thèse, à savoir : l'observation II de Cruveilhier (obs. VIII) où la parotidite était sous la dépendance d'un cancer du foie ; celle de parotidite double observée par M. Langlet chez une femme très-cachectique, en puissance d'un épithélioma du col de l'utérus, enfin celle de M. Hanot, où il y a une double cause à la parotidite, d'une part un épithélioma du nez d'autre part un état de sénilité très-avancé.

Anémie. Je citerai comme exemples de parotidites survenues sous l'influence de cette cause le cas de M. Emond (pris pour un oreillon suppuré) sur lequel j'ai déjà insisté et celui de l'observation IV de la clinique de M. Gueneau de Mussy. Dans le premier cas il s'agit d'un jeune campagnard, transplanté à Paris et épuisé par son changement de vie et des fatigues professionnelles ; dans le second, d'un homme chez qui l'affaiblissement de l'économie était le résultat d'une dyspepsie très-ancienne.

Athrepsie. J'ai déjà dit que les parotidites n'y étaient pas rares.

C. Maladies d'organes. — Maladies de l'appareil respiratoire. Pneumonie. La pneumonie paraît être une des affections qui se compliquent le plus souvent de parotidites. Cela est connu depuis une longue antiquité,

mais tous les auteurs ne sont pas d'accord sur la fréquence de cet accident dans l'inflammation du parenchyme pulmonaire. Les livres hippocratiques, Boer-
haave(1) indiquent les parotidites comme une des crises
des affections thoraciques. J.-P. Frank en a vu rarement, mais quelquefois d'heureuses. On les a signalées dans quelques épidémies de pneumonies malignes,
rapportées par Ozanam (2). Louis n'en avait vu qu'un
cas. Andral dit n'en avoir jamais vu. Grisolle les con-
sidère comme rares. Cependant les observations sont
assez nombreuses et si on n'en trouve pas davantage,
c'est que probablement on n'en publie pas. Dans ma
thèse, j'ai déjà indiqué le cas de l'observation I de la
clinique de M. Gueneau de Mussy, celui vu par le
Dr Jacob, où une pneumonie du sommet était venue
s'ajouter à une cachexie saturnine confirmée pour produire une parotidite. La thèse de M. Giffard en contient
une observation qu'il intitule, il est vrai, congestion
apoplectiforme. Enfin, M. Soueix en a réuni, dans sa
thèse, trois observations, dont deux du même observateur, M. Le Dentu et toutes trois recueillies dans le
courant de 1876; ces deux circonstances sont en faveur
de la fréquence assez grande de cet accident.

C'est surtout dans les formes adynamiques de la
maladie que les parotidites sont les plus communes;
les vieillards y sont le plus prédisposés. Grisolle et
M. Isambert, cité par M. Durand-Fardel (3), sont d'ac-

(1) Boeraahve (Aph. 837, 840, 888).

(2) Ozanam. Hist. méd. des malad. épid., t. 2, péripneumonies malignes.

(3) Dnrand-Fardel. Mal. des vieillards.

cord pour reconnaître que leur apparition a lieu à une période tardive de la maladie, au moment où elle semble tendre à la résolution ; c'est ce qui est arrivé aussi à la malade de l'observation I de M. Gueneau de Mussy. Quelquefois même cette apparition se fait au début de la convalescence.

Pleurésie. Stoll (1) aurait vu, dit-il, une pleurésie se dissiper à l'apparition d'une parotidite qui céda à son tour à l'application de topiques. S'agit-il véritablement de pleurésie et de parotidite ?

Bronchite chronique. M. Isambert, cité par M. Durand-Fardel, dit. avoir vu quelquefois des parotidites survenir dans le cours d'un catarrhe bronchique.

Tuberculose pulmonaire. Les parotidites ont été signalées dans cette affection. Nous avons déjà vu que M. Langlet en avait publié une observation dans les Bulletins de la Société anatomique ; la parotidite survint à la dernière période de la maladie, au moment où la cachexie était extrême et où la nutrition se faisait dans de déplorables conditions.

Maladies de l'appareil circulatoire. — M. Jaccoud dit avoir vu deux fois des parotidites apparaître à la période ultime de maladies du cœur. La thèse de M. Giffard contient aussi une observation de parotidite survenue dans le cours d'une affection cardiaque. L'obs. XVI de ma thèse, qui m'a été communiquée par M. Ollivier, est celle d'uue parotidite compliquant une gangrène humide du pied droit ; à l'autopsie, on trouva l'artère fémorale droite oblitérée par du caillot ; l'ab-

______
(1) Stoll. Méd. prat., trad. de Mahon, p. 16.

sence d'athérome sur les parois de ce vaisseau, la forme effilée du caillot permettent de penser qu'il s'agit d'une embolie dont le point de départ aurait été dans une ulcération contenant une bouillie rougeâtre, qui occupait les deux tiers de la circonférence de l'artère dans une étendue de 10 à 15 ^{mm}, au niveau du point où commence l'aorte descendante.

Maladies de l'appareil nerveux. — La paralysie générale des aliénés se compliquerait souvent, dit-on, de parotidite.

M. Giffard cite, dans sa thèse, deux cas de parotidites survenues à un an d'intervalle, chez un même individu, à la suite d'accès de manie aiguë.

M. Ollivier m'a donné communication de deux observations de parotidites survenues dans le cours de ramollissements cérébraux, cas qu'on pourrait aussi classer dans les parotidités des maladies de l'appareil circulatoire (obs. XI et XII).

Maladies de l'appareil digestif et de ses annexes. — Les parotidites ont été signalées assez fréquemment dans la dysentérie. De cette affection je rapprocherai les accidents cholériformes, causés, chez le malade de M. Guyot (obs. de M. Gauderon), par l'injestion de nitrate de potasse, l'entérite déterminée par ce sel étant la cause efficiente de la parotidite, mais dont le mauvais état général du sujet semble devoir être la véritable cause. M. Duponchel, cité par Roux (1), aurait vu une parotidite mortelle se développer chez un enfant de six ans, atteint d'entéro-péritonite. J'ai déjà indiqué que M. Bouillaud avait signalé

(1) Roux. Hist. méd. de l'armée française en Morée; Paris, 1829.

des parotidites consécutives aux stomatites ulcéreuses mais qu'il n'était pas certain qu'il n'eût pas voulu parler plutôt d'engorgements ganglionnaires de la région.

Je ne sais pas si en dehors du cancer (obs. II de Cruveilhier, obs. VIII), on a signalé cette complication dans les affections du foie, mais Hippocrate (1) paraît l'avoir vue assez souvent dans l'ictère.

Maladies de l'appareil génito-urinaire. — Je ne puis que citer des exemples, ainsi : les deux observations qui m'ont été communiquées par M. Th. Anger, l'une consécutive à une cystite aiguë, amenée par de maladroites manœuvres de cathétérisme ; l'autre apparue dans le cours d'une cystite chronique, liée elle-même à une hypertrophie de la prostate. On trouve dans la thèse de M. Soueix une observation à peu près analogue dans un cas de néphro-cystite suppurée avec hypertrophie de la prostate et rétention d'urine.

Symptomatologie.

Symptômes. — La parotidite est simple ou double ; la parotidite simple est la plus fréquente.

Le début est le plus souvent insidieux, ce qui tient à ce que la parotidite se montre, la plupart du temps, consécutivement à des maladies aiguës ; mais qu'elle soit secondaire ou en apparence spontanée, les symptômes initiaux ne diffèrent que par plus ou moins d'intensité. C'est toujours du malaise, un frisson plus ou

____

(1) Prædict. L. 1, s. 2, n° 154.

moins violent, de l'inappétence, de la fièvre qui s'allume
ou se ranime, suivant les cas, de l'agitation et même du
délire; chez le vieillard le début est (1) souvent encore plus
brusque. Les mouvements de la mâchoire deviennent
douloureux et difficiles, ainsi que la déglutition ; les
malades ont peine à ouvrir la bouche. En même temps
se montre une tuméfaction qui apparaît le plus ordi-
nairement au niveau de la branche montante du maxillaire inférieur, pour s'étendre ensuite rapidement vers
l'angle de la mâchoire et la joue.

De la disposition anatomique de la glande, bridée,
emprisonnée dans sa loge par une aponévrose résistante
et traversée par des vaisseaux et des nerfs importants,
résultent des symptômes dus à la compression de ces
vaisseaux et de ces nerfs par les parties enflammées.
Dès le début, on voit apparaître de l'œdème des joues
et des paupières ; la conjonctive est injectée ; la peau
présente une coloration d'un rouge vineux, violacé ;
du côté de la bouche, que la douleur au niveau de la
mâchoire laisse entr'ouverte, les lèvres renversées en
dehors sont turgescentes ; la région parotidienne est le
siége de battements douloureux qui s'irradient à la
tempe et au cou, de douleurs lancinantes souvent into-
lérables, et s'accompagnant d'agitation, d'insomnie et
quelquefois d'accidents nerveux, plus communs, dit-
on, chez les vieillards. Les auteurs du *Compendium de
chirurgie* reconnaissent qu'il y a bien là un étranglement, mais ils pensent qu'il est dû, non à la résistance
de l'aponévrose parotidienne, mais à ce que l'inflammation s'est d'abord développée dans les couches profondes ou internes, au niveau desquelles l'expansion

est empêchée par les couches externes restées saines et par les parties osseuses, qui limitent l'excavation. Ce qui milite en faveur de l'étranglement par l'aponévrose, c'est qu'on peut faire cesser ces accidents par une incision hâtive, intéressant cette aponévrose, en un mot en levant l'étranglement, pour employer une expression de chirurgie herniaire.

Quoi qu'il en soit, gêné dans son développement le gonflement tend à se porter vers le pharynx dont on peut constater la saillie du côté de la bouche lorsqu'on parvient à ouvrir celle-ci, saillie qui augmente encore les difficultés de la déglutition.

Extérieurement la région parotidienne donne à la palpation la sensation d'un œdème superficiel et d'une élasticité profonde; la pression est douloureuse, et souvent l'œdème, qui a gagné jusqu'au cou, rend le malheureux malade méconnaissable, surtout si la parotidite est double; c'est dans ce cas qu'on a vu mourir des malades par une véritable strangulation.

Terminaisons. — La parotidite ainsi confirmée peut se terminer de différentes façons.

Je ne ferai que signaler la délitescence des anciens, dans laquelle l'affaissement de la tumeur est bientôt suivi d'accidents le plus généralement mortels. On doit se demander avec M. Gueneau de Mussy « si on n'a pas pris l'effet pour la cause, et si cet affaissement de la tumeur n'a pas été, comme celui des varioles malignes, le signe d'une dépression profonde des forces, de l'anéantissement de la faculté réactionnelle et de l'expression de la résistance vitale. » Griesinger regarde cet affaissement comme l'indice d'une suppuration rapide et diffuse.

La résolution se montre quelquefois. Dans les observations que j'ai eues sous les yeux, je ne l'ai trouvée notée que deux fois, dans une des observations de Duplay (choléra) (obs. II) et dans celle qui m'a été communiquée par M. Gauderon.

La terminaison de beaucoup la plus fréquente est la suppuration. Lorsque celle-ci doit se faire, des frissons d'abord erratiques, puis plus marqués, surviennent, ainsi qu'un redoublement de fièvre et des élancements dans la région parotidienne tuméfiée. Puis tout semble s'apaiser, le pus est formé, il est déjà même collecté que a fluctuation est encore obscure, mais déjà en entr'ouvrant la bouche, si cela est possible et en pressant sur la région parotidienne, on peut souvent voir sourdre du pus par l'orifice du canal de Sténon ; ce fait est noté dans un grand nombre d'observations et en rapport avec l'anatomie pathologique.

Lorsque la suppuration est formée, on voit quelquefois se produire un phénomène que J.-L. Petit avait déjà remarqué, c'est que la tumeur qui était restée, pour ainsi dire, aplatie, augmente rapidement de volume et devient nettement fluctuante ; cela tient à ce que le pus a fini par triompher de la résistance de l'aponévrose parotidienne en l'éraillant et s'est répandu au-dessus d'elle pour former un foyer sous-cutané ; c'est alors qu'on peut parfois percevoir par la palpation une sorte de clapotement dû à un mélange de pus et de gaz. Mais ce n'est pas là le chemin le plus ordinaire du pus pour se porter au dehors ; le plus souvent l'abcès parotidien s'ouvre dans le conduit auditif externe, soit par les incisures de Santorini, soit en éraillant le tissu cellulofibreux qui unit au rocher la portion cartilagineuse de ce conduit. Quoique de beaucoup le plus fréquent, ce mode d'ouverture de la parotidite suppurée n'est pas le plus heureux; car, d'une part, au contact de l'air le pus s'altère et le malade est pris des plus graves accidents d'infection putride qui peuvent même être mortels, comme M. Gueneau de Mussy dit en avoir vu ; d'autre part, l'écoulement se fait mal ; en raison des lois de la pesanteur, le pus tend à gagner les parties déclives, il fuse vers le pharynx, la fosse ptérygoïdienne, ou bien détruisant la partie inférieure de l'enveloppe aponévrotique de la glande, il pénètre derrière le sterno-mastoïdien et peut descendre jusque dans la poitrine, donnant lieu alors à une pleurésie fatalement mortelle. Dans certains cas ces fusées se font dans d'autres sens; le pus suit la branche horizontale du maxillaire inférieur en se dirigeant vers le menton et vient former sous le fascia superficialis des collections multiples. Le pus peut aussi ouvrir l'articulation temporo-maxillaire et pénétrer dans cette articulation ; enfin, dans quelques cas, suivant la gaîne des vaisseaux, il aurait pénétré jusque dans le crâne où il aurait déterminé une méningite rapidement mortelle.

Une autre terminaison assez fréquente de la parotidite est la gangrène. Cruveilhier qui dit avoir toujours vu dans cette inflammation gangrène en même tenps que suppuration lui attribue comme cause la structure extrêmement serrée de la glande, structure qui rendrait la terminaison par gangrène inévitable lorsque la paro-

tidite est le siége d'une suppuration un peu abondante.
De nos jours on admet plus généralement comme cause
de cette gangrène l'étranglement produit par la résistance
de l'aponévrose parotidienne que celle invoquée par Cru-
velhier et une preuve en serait qu'on peut encore éviter
cette terminaison fâcheuse par des incisions hâtives intéressant l'aponévrose. Peut-être enfin cette gangrène
n'est-elle qu'un indice de plus du mauvais état général,
cause première de la parotidite? C'est là une hypothèse
que j'émets, mais que je n'entends pas démontrer.

La gangrène en masse est rare, mais elle peut se
faire et dans quelques cas, suivant l'expression de
M. Duplay, il y a une véritable dissection pathologique
du creux parotidien. Le travail gangréneux peut alors
atteindre les organes creux et les troncs vasculaires voisins de la parotide, et les ulcérer. Dans un cas, M. Richet
put voir à travers la plaie la partie latérale du pharynx
perforée et donnant passage à du pus et à du sang, tandis
que de l'air sortait par les incisions extérieures. L'ouverture des vaisseaux donne lieu à des hémorrhagies. C'est
ce qui arriva probablement dans l'observation de Robert
W. Smith, que j'ai déjà citée (Obs. XVII). L'enfant qui en
fut le sujet avait eu une parotidite à la suite d'une escarlatine;
cinq jours après l'ouverture de l'abcès, eut lieu une première hémorrhagie, puis quatre jours après celle-ci une
seconde qui fut suivie de mort; à l'autopsie on constata
que cette hémorrhagie était due à l'ouverture de la jugulaire interne en rapport avec la partie profonde de
l'abcès. Un autre cas est cité par la *Gazette des Hôpitaux* (1) et aurait été observé par M. Bloxam; mais il

(1) Gaz. hôp. 1846.

Iszenard.   5

n'est pas aussi évident qu'il s'agissait d'une parotidite. Chez le malade qui avait eu une communication du pharynx avec le foyer parotidien, des hémorrhagies répétées et abondantes obligèrent M. Richet à lier la carotide externe, opération suivie de succès. Dans un autre cas, l'abondance des hémorrhagies ne laissa pas le temps à M. Gillette (1) de pratiquer la ligature. Le nerf facial est quelquefois atteint par le travail gangréneux, et il peut en résulter une hémiplégie faciale, qui a été signalée par Grisolle, Griesinger et Nélaton.

Complications et suites. — On voit parfois le conduit auditif externe s'enflammer, mais c'est là une complication rare.

Je rappellerai l'hémiplégie faciale dont je viens de parler.

Assez souvent les parotidites suppurées laissent après elles des fistules salivaires. Cette complication était connue de Galien ; sa terminaison la plus fréquente serait, d'après les auteurs du Compendium de chirurgie, l'occlusion spontanée, mais la guérison ne peut s'obtenir quelquefois que par des moyens chirurgicaux.

Je m'arrêterai plus longtemps sur une complication plus rare, l'*éphidrose* ou *sueur parotidienne*. Ce phénomène, décrit par le Dr Jules Rouyer (2), consiste dans la sortie, au moment du repas, d'un liquide transparent à travers la peau de la région parotidienne, sous forme de gouttelettes qui, par leur abondance, peuvent gêner considérablement le sujet porteur de cette infir-

(1) Gillette. Union méd. 1872. n° 93

(2) Dr J. Rouyer. Journal de philosophie de l'homme et des animaux, t. 2, p. 447, juillet 1859, et journal le Progrès, t. V, p. 200, 1860

mité. Les faits de ce genre ne sont pas très nombreux.
Dans un mémoire lu à l'Académie de Médecine en
1847, puis publié en 1853, dans la *Gazette médicale* de
Paris, M. Baillarger en a réuni six observations, à savoir : deux de lui, une de Roche, une de Roboam et
une de Mathieu (de Beaune) ; mais ces deux dernières
sont peu concluantes. M. Rouyer en rapporte deux
observations recueillies par lui dans le service de Néla-
on ; dans son mémoire, il cite en outre, d'après Bérard (2), le cas du père de ce dernier, qui avait une
sueur parotidienne à la suite d'une parotidite suppurée.
Enfin Jarjavay (3) en a vu un cas qu'il signale dans
son anatomie chirurgicale. Tous les auteurs que je
viens de citer, considèrent cette éphidrose comme résultant de l'oblitération, à la suite de l'inflammation
de la parotide, du canal de Sténon ou d'un de ses
principaux conduits extérieurs, de telle sorte que la
salive, ne pouvant plus s'écouler par sa voie naturelle,
cherche une autre issue.

Les preuves de cette oblitération seraient les suivantes : Une des femmes observées par M. Baillarger, à
la suite d'une parotidite double, avait une éphidrose
bilatérale, et à l'examen nécroscopique on trouva les
deux conduits de Sténon oblitérés à leur origine dans
une étendue de 1ǀ2 pouce (12-13 MM.); chez l'autre
malade de Baillarger, la sueur parotidienne n'apparut
qu'après qu'une fistule salivaire eut été guérie par les
caustiques, qui avaient évidemment amené l'oblitéra-

(1) Baillarger. Gaz. méd. de Paris, 1853, p. 194.
(2) Bérard. Cours de physiologie, t. I, p. 702.
(3) Jarjavay. Anat. chir., t. II, p. 192.

tion du canal de Sténon ; enfin, dans un de ces cas, le liquide qui venait sourdre à la région parotidienne était alcalin comme la salive.

Par contre, M. Brown-Séquard (1) et M. Bergouh-nioux (2), qui avait fait une investigation chimique sur un des malades de M. Rouyer, déclarent que ce liquide, étant acide, ne peut pas être de la salive. Pour M. Brown-Séquard il s'agirait, dans ces cas, non d'une transsudation de la salive, mais d'une secrétion abondante de sueur, sous l'influence d'une action réflexe, qui aurait pour point de départ les nerfs du goût, et il se cite lui-même comme exemple.

Mais quelle est la liaison qui existerait entre cette secrétion exagérée de sueur et la parotidite précédente ? Pourquoi ce qu'on appelle l'éphidrose parotidienne n'existait-il pas avant cette inflammation ? Il ne m'appartient pas de trancher la question, les éléments, du reste, me manqueraient ; il me suffit de signaler cette étrange complication et d'appeler dessus l'attention.

Variétés de parotidites. — Avant d'en finir avec la symptomatologie, je dois parler de deux variétés spéciales :

L'une a été décrite par M. Chassaignac (3) sous le nom de *parotidite canaliculaire*, et je ne crois pas pouvoir mieux faire que de transcrire les quelques lignes que M. Duplay lui a consacrées dans son Traité de pathologie externe : « Chassaignac a désigné sous le nom

(1) Brown-Séquard. Journal de physiologie de l'homme et des animaux, juillet 1859.
(2) Bergouhnioux. Gaz. hôp., 30 avril 1859.
(3) Chassaignac. Tr. de la suppuration, t. II, p. 194.

parotidite canaliculaire une forme spéciale de cette maladie, caractérisée par un gonflement de la région parotidienne et par la possibilité de faire sourdre du pus
par l'orifice de la glande et des canalicules glandulaires.
Certains individus sont atteints périodiquement de cette
inflammation. Dans les cas favorables, la guérison survient après une ou deux semaines, mais la région reste
encore douloureuse pendant longtemps. Si le malade
s'est exposé au froid, après quelques jours on voit survenir une rougeur érysipélateuse de la peau : c'est un
nouvel abcès qui se forme. On peut être prévenu de
cette susceptibilité inflammatoire de la glande par l'examen des ganglions du cou, qui restent engorgés tant
que toute trace d'inflammation n'a pas disparu. »

Cette variété de parotidite semble être une preuve
clinique de ce fait que tout d'abord, au moins, l'inflammation parotidienne est limitée aux canaux excréteurs
et aux grains glanduleux. J'en ai placé, à la fin de ma
thèse, deux observations tirées du traité de la suppuration (Obs. XVIII et XIX).

Outre la forme clinique la plus générale de la parotidite et cette forme spéciale, il en est une autre également en rapport avec l'anatomie pathologique, dans
laquelle l'inflammation qui a évidemment débuté par
l'acinus y est resté circonscrite ; il se passe là ce qu'on
voit se passer dans le sein, il se forme autant de petits
abcès qu'il y a d'acini pris. Les accidents généraux n'ont
jamais la même intensité que dans la forme commune
et ces petits abcès se comportent comme dans toute autre
région. Ils apparaissent souvent les uns après les
autres ; les auteurs du Compendium citent, comme je

l'ai déjà dit, le cas d'une jeune dame qui, à la suite d'une couche, eut quatre abcès successifs de la région parotidienne gauche. Cette forme n'eut sans aucun doute qu'une parotidite commune, restée à son premier degré anatomique.

Diagnostic.

Le diagnostic de la parotidite comprend trois points : le diagnostic de la parotidite en elle-même, le diagnostic différentiel et le diagnostic de la cause.

Le diagnostic de la parotidite en elle-même se tire des symptômes décrits plus haut ; je ne reviendrai donc pas sur ce sujet.

Quant au diagnostic différentiel, la parotidite peut être confondue avec toutes les affections de la région produisant du gonflement ou de la douleur.

C'est surtout avec les oreillons que la confusion est possible ; mais tandis que la parotidite est le plus souvent unilatérale, les oreillons sont, en général, doubles ; ils surviennent dans la plupart des cas sous forme épidémique ; ils sont spontanés, tandis que les parotidites surviennent en général à la suite de maladies aiguës ou, tant au moins, dans des états graves, de plus les oreillons sont peut-être contagieux. Dans cette affection, la douleur est moins vive que dans la parotidite et n'existe pas à la pression, les élancements font défaut, la peau ne change pas de coloration ; au lieu de la dureté que présente, au début, la parotidite enflammée, le toucher, dans l'oreillon, donne la sensation d'une tuméfaction molle, œdémateuse. Les métastases sur les testicules ou sur les mamelles ne s'observen jamais dans la parotidite et, d'un autre côté, comme j'ai déjà eu l'occasion de l'indiquer, la suppuration qui est la terminaison la plus ordinaire des parotidites, est au moins, très-rare dans l'oreillon qui le plus souvent se résout rapidement. Enfin l'erreur ne serait pas possible, dès les premiers accidents on pouvait constater à la surface de la muqueuse buccale cet énanthème caractéristique dont parle M. Gueneau de Mussy. Ce sont les caractères d'épidémicité, de résolution rapide, de métastases qui, avec la douleur moindre, le défaut de changement de coloration de la peau et l'empâtement plutôt que l'induration de la région permettent de trancher la question dans les cas rares où l'oreillon est, ou plutôt reste unilatéral.

Le phlegmon sous-cutané de la région parotidienne peut aussi être une cause d'erreur et il est souvent difficile de savoir si l'inflammation est bornée au tissu conjonctif seul ou si elle a débuté par les lobules superficiels de la glande. Dans le phlegmon la tumeur est plus superficielle que dans la parotidite ; les phénomènes d'étranglement ne s'observent jamais et les symptômes généraux sont moindres ; s'il y a plusieurs petits abcès distincts, il est certain que c'est la glande qui est prise.

L'adénite a été quelquefois confondue avec la parotidite. Si elle est superficielle et qu'on ait pu observer le malade au début, on aura pu constater avec ce moment une petite tumeur dure, lobulée, et le diagnostic est facile ; mais si elle est profonde on ne pourra que la soupçonner et cela, si, en un point d'où partent des lymphatiques aboutissant à la région parotidienne, on trouve une lésion quelconque.

Au début de la parotidite, la douleur qui siége au niveau de l'articulation temporo-maxillaire pourrait faire croire à une arthrite de cette articulation ; cette erreur ne peut être que de courte durée ; la marche ultérieure de la maladie viendra dissiper rapidement tous les doutes.

Le diagnostic de la cause se fait facilement par la connaissauce des accidents antérieurs et l'examen approfondi du malade. Quant aux causes souvent invoquées, telles que stomatites, ulcérations de la bouche, comme elles ne jouent qu'un rôle secondaire, leur connaissance importe moins et on ne doit les rechercher qu'à un point de vue thérapeutique.

Pronostic.

Nous avons déjà vu ce qu'on pense en général des *parotidites critiques*, mais la gravité de cette affection, au moins, dans certains cas, n'avait pas échappé aux anciens ; Hippocrate, Avicenne et, depuis eux, tous ceux qui ont adopté leur division, ont toujours regardé comme étant d'un pronostic défavorable ce qu'ils appelaient les *parotidites symptomatiques*. Aujourd'hui presque tous les auteurs sont d'accord pour considérer la parotidite, d'où qu'elle vienne, comme un accident fâcheux et grave ; le moins qui en résulte est l'entrave apportée à la convalescence. D'autres fois la mort en est la terminaison, soit qu'elle soit l'indice d'un état d'adynamie profond qui enlève le malade avant que la suppuration ait pu s'établir, soit que le malade meure épuisé par cette même suppuration ; il est des cas où le malade succombe par le fait d'une véritable strangulation, produite par le gonflement inflammatoire parotidien et périparotidien ; quelquefois enfin il peut être emporté par la violence des accidents nerveux qu'amène l'étranglement de la parotidite enflammée.

Les parotidites doubles sont de beaucoup plus défavorables que les simples ; elles sont plus souvent suivies de mort.

La résolution est la terminaison la plus heureuse, mais elle est la plus rare.

Ce que les anciens désignaient sous le nom de délitescence, est, comme ils l'avaient bien vu, du plus fâcheux pronostic ; c'est là, en effet, un accident tout à fait comparable à l'affaissement des pustules dans la variole et qui indique, comme dans ce cas, une dépression telle des forces que toute réaction est devenue impossible et qu'il est, pour ainsi dire, fatalement suivi de mort.

La suppuration, qui est la suite la plus fréquente de la parotidite, quoique grave ne présente pas à beaucoup près la même gravité. La guérison n'est pas rare et parmi les observations dont je me suis servi pour cette thèse, un certain nombre en présentent des exemples. Je vais les énumérer. Les malades ainsi guéris furent les deux premiers malades de M. Gendrin ; au moins, quant au troisième, la terminaison n'est pas indiquée, mais la façon dont il en parle fait supposer qu'elle fut heureuse ; les malades des observations I et III de Duplay (1 et 3); les malades des cinq observations de la clinique de M. Gueneau de Mussy ; les deux malades des observations IV et V de la thèse de M. Soueix (il s'agit de parotidites consécutives, dans le premier cas; à une pneumonie adynamique, dans le second à un érysipèle de la face).

Je n'ai fait cette énumération que pour prouver par la proportion du nombre des guérisons après suppuration avec celui des observations, que, malgré les conditions défavorables dans lesquelles se développent les parotidites, leur terminaison n'est pas toujours aussi fatale qu'on pourrait le croire. Ainsi sur cinq malades dont M. Gueneau de Mussy rapporte les observations dans sa clinique, il y a eu cinq guérisons; c'est là une série exceptionnellement heureuse et il est juste d'ajouter que, selon toute apparence, ce résultat doit être attribué à l'opportunité d'un traitement qui en relevant le malade lui permet de faire les frais d'une réaction. Mais, d'autre part, la suppuration peut tuer par son abondance et par sa continuité, surtout dans les cas où se sont produites les fusées purulentes dont j'ai déjà parlé. D'autres fois, et cela lorsque le pus s'étant frayé une voie dans le conduit externe s'écoule mal et est en contact avec l'air, ce sont des accidents putrides qui peuvent emporter le malade ou tout au moins mettre sa vie en danger.

Les cas où le pus a fusé jusque dans la plèvre et ceux où il a pénétré dans la cavité crânienne ont toujours été suivis de mort.

La gangrène est souvent aussi une terminaison fatale. Les cas où il y a eu ouverture des vaisseaux ou des organes voisins de la parotide ont presque toujours été mortels ; la ligature des gros troncs vasculaires peut seule remédier aux hémorrhagies, mais souvent, par leur abondance, elles ne laissent pas au chirurgien le temps de recourir à cette opération. D'autres fois, mais plus rarement, la gangrène est suivie de guérison, mais elle peut laisser après elle une hémiplégie faciale que Griesinger dit avoir vue suivie du rétablissement complet de la fonction dans les deux cas où il l'a observée, tandis que Nélaton la déclare incurable.

Parmi les complications, en dehors de cette hémiplégie, on ne peut voir dans l'éphidrose et dans les fistules parotidiennes que des infirmités ennuyeuses dont on peut jusqu'à un certain point espérer la guérison.

Quant à la *parotidite canaliculaire*, par la périodicité de ses apparitions, c'est un accident fâcheux, mais sans gravité aucune.

Traitement.

Des conditions mêmes dans lesquelles se développent le plus souvent les parotidites, il résulte qu'il y a deux indications à suivre dans le traitement de ces inflammations, d'où un traitement général et un traitement local.

Le traitement général varie suivant les cas ; il est subordonné non pas seulement à la forme de la maladie que vient compliquer la parotidite, mais encore et surtout à l'état des forces du malade. C'est l'état général qu'il faut relever, c'est l'adynamie qu'il faut combattre, et cela par tous les moyens que la thérapeutique met aux mains du médecin, et qu'on peut résumer par ces mots : les médications toniques.

Quant au traitement de la parotidite, en tant qu'affection locale, les partisans de la théorie de la propagation de l'inflammation de la bouche à la parotide sont d'avis qu'on doit tout d'abord rechercher les altérations buccales pour y porter remède, et qu'on peut même, dans certains cas, arrêter de cette façon des parotidites imminentes. J'ai cité l'opinion de M. Piorry à ce sujet. Ces lésions de la bouche, ne jouant le plus souvent qu'un rôle secondaire, cette médication préventive ne peut avoir tout le succès qu'on lui a attribué; on ne doit cependant pas la négliger, car on peut éviter ainsi aux malades de nouvelles causes, sinon de douleur, au moins d'incommodité. Le traitement qui s'adresse directement à l'inflammation parotidienne est autrement important.

On doit d'abord chercher à provoquer la résolution par des moyens appropriés, fomentations émollientes ou cataplasmes, onctions mercurielles, applications de vésicatoires ou de sangsues, mais on ne s'attardera pas à attendre un résultat qui manque souvent, et dès qu'on voit qu'il n'y a plus à espérer la résolution, il faut en arriver aux incisions hâtives. En effet, le pus est souvent déjà collecté que la fluctuation est encore obscure; si on attend celle-ci pour agir, le pus peut se frayer un passage dans le conduit auditif externe ou fuser dans différents sens, et nous avons déjà vu combien de pareilles terminaisons pouvaient être sinon dangereuses, au moins fâcheuses, et prolonger l'état de maladie.

Les incisions hâtives ont, en outre, l'avantage de lever l'étranglement causé par la résistance de l'aponévrose parotidienne, on peut prévenir ainsi les accidents douloureux et nerveux et dans quelques cas, la gangrène. Du reste, la méthode de ces incisions hâtives n'est pas nouvelle. Celse, Baglivi, la pratiquaient, dit-on. J.-L. Petit insistait sur l'utilité d'inciser la membrane aponévrotique qui recouvre la glande et qu'il considérait comme la cause de tous les accidents, et il invoquait en faveur de cette façon d'agir des cas où la nature se serait comportée de cette manière, en permettant au pus d'érailler l'aponévrose et de se répandre au-dessous de la peau, faisant cesser ainsi des accidents graves qui mettaient la vie des malades en danger. Baron (1), Lebègue de Presles (2); au siècle dernier, posaient aussi cette indication. Dans ces dernières années, MM. Richet et Gueneau de Mussy ont insisté sur ce mode de traitement, qui semble avoir pour lui non-seulement le raisonnement, mais le succès acquis.

Le moment opportun de l'intervention chirurgicale est, pour M. Gueneau de Mussy, celui où, en raison des phénomènes généraux de l'empâtement œdémateux, de la violence extrême des douleurs et d'un certain degré d'élasticité de la tumeur, on est en droit de penser qu'il y a là un premier degré de fluctuation.

(1) Baron. Th. Paris, 1744. An omnes ante maturitatem parotides aperiendæ.

(2) Lebègue de Presles. Ergo omnes ante maturitatem parotides aperiendæ 1768.

Je n'entrerai pas dans le détail du manuel opératoire, je dirai seulement que l'incision doit être faite parallèlement à la branche montante du maxillaire inférieur, et M. Duplay conseille de la prolonger jusqu'à la partie inférieure de la glande afin d'éviter l'accumulation et le séjour du pus dans les culs-de-sac inférieurs.

Le débridement fait, pour éviter les fusées purulentes, tout en maintenant l'ouverture béante par l'application d'une mèche, il faut faire coucher le malade, la tête presque horizontale et inclinée du côté affecté; chez deux des malades de M. Gueneau de Mussy, qui n'avaient pas voulu garder cette position, étaient restés assis dans leur lit et s'étaient levés prématurément, des fusées purulentes se produisirent, qui, s'étendant jusqu'aux attaches inférieures du sterno-mastoïdien, menacèrent la poitrine et, chez l'un d'eux, exigèrent quarante contre-ouvertures.

Dans ces cas de contre-ouvertures il y a utilité a passer des drains. Quant aux cas où l'inflammation suppurative, au lieu de s'être propagée au tissu cellulaire, est restée limitée aux lobules parotidiens formant autant de petits abcès qu'il y a de grains glanduleux ou de groupes de ces grains pris, si ces petits abcès sont peu considérables au lieu du drainage en raison de l'intérêt qu'il y a à ménager les cicatrices dans une région apparente à la vue, on peut faire autant de petites incisions qu'il y a de foyers; c'est ce que fit un des auteurs du Compendium de Chirurgie, dans un cas que j'ai déjà cité.

Dans le cas de délitescence des anciens, c'est-à-dire lorsque la parotidite s'affaisse, il faut tout mettre en œuvre, excitants et toniques de toutes sortes pour tâcher de lutter contre la dépression si considérable des forces dont cette terminaison est l'indice.

Lorsqu'on a pratiqué de larges incisions, de l'induration et de la raideur consécutives peuvent persister après la cicatrisation, elles cèdent le plus souvent à l'emploi d'une pommade faiblement iodurée, à des massages, à des bains alcalins.

La parotidite canaliculaire ne paraît pas réclamer d'autre traitement que l'emploi des émollients et celui des préparations réputées résolutives à l'intérieur et à l'extérieur.

Observations

OBSERVATION I. — Parotidite survenue pendant le choléra, recueillie dans le service de Rayer, par Duplay. (Arch. gén. de méd., 1832, 1ʳ sér. t. XXIIX, p. 365.)

Joseph Manteau, mécanicien âgé de 19 ans, demeurant rue Saint-Martin, n° 77, entre le 7 mai, à l'hôpital de la Charité et il est placé au n° 17 de la salle Saint-Michel. Ce jeune homme, qui avait perdu sa mère du choléra, en avait été pris lui-même d'une manière très-violente, à la suite du chagrin qu'il avait éprouvé. Pendant quelques jours on avait même désespéré de le sauver, cependant il échappa aux dangers de la période algide, et une réaction forte s'établit. Il était au 15ᵉ jour de la maladie lorsqu'il entra à l'hôpital; la fièvre persistait depuis sept jours, il portait à la région parodienne droite un engorgement qui s'était accompagné d'une gêne très-grande de la déglutition et de douleurs très-vives dans l'oreille droite.

Le 7 . Le malade était très-pâle; la région parotidienne droite était le siége d'une tuméfaction considérable au centre de laquelle on commençait à sentir la fluctuation. La déglutition, les mouvements de la mâchoire, étaient très-difficiles; l'oreille droite versait un pus blanchâtre, épais, très-abondant. Il y avait une fièvre intense, et l'examen de la poitrine fit découvrir du râle crépitant et un commencement de souffle bronchique dans le côté gauche de la poitrine. Une saignée du bras fut pratiquée, et la région parotidienne fut converte de cataplasmes émollients.

Le lendemain de l'entrée du malade, on pratiqua une incision sur la tumeur, il s'en échappa uue grande quantité d'un pus bien lié, très-épais, et que l'on fut obligé de faire sortir en comprimant la tumeur. Les jours suivants, la suppuration continua; elle était très-abondante; l'oreille versait aussi une grande quantité de pus épais et entièrement analogue à celui qui sortait par l'incision faite sur la parotide.

Cependant, il n'est pas probable qu'il y ait une érosion du conduit auditif, car on n'augmentaït pas d'une manière sensible l'écoulement de l'oreille en comprimant sur le foyer purulent. La suppuration avait décollé la peau dans une assez grande étendue, surtout en avant et dans toute l'étendue du masséter. Une forte compression établie sur ce point et maintenue pendant plusieurs jours, vida complètement le foyer.

Quant aux symptômes de pneumonie, ils disparurent aussi, mais ils nécessitèrent l'emploi d'une nouvelle saignée. Enfin, le malade, après avoir traversé heureusement tous ces dangers, sortit guéri le 11 juin.

Obs. II. — Parotide dans le choléra. (Même source.)

Vigourous, porteur d'eau, âgé de 73 ans, entre à l'hôpital de la Charité, le 14 avril, auec un choléra très-léger, caractérisé par des vomissements, de la diarrhée et des crampes douloureuses. Ces symptômes, quoique graves, eu égard à l'âge du sujet, s'arrêtent au bout de quelques jours, mais alors un engorgement se manifeste à la parotide gauche, acquiert un volume considérable, détermine des douleurs vives dans l'oreille correspondante, une gêne assez grande de la déglutition et dans les mouvements de la mâchoire. Deux applications de sangsues arrêtent les progrès de la tumeur, qui se termina par résolution. Lorsque le malade vint dans notre salle, pendant qu'on réparait celle où il avait été primitivement placé, il restait encore à la parotide un point d'engorgement de la grosseur d'une petite noix. Alors l'état de cet homme était très-bon et annonçait un prochain rétablissement; il sortit de notre salle pour retourner dans celle qu'il venait de quitter au bout de quelques jours et avec un reste d'engorgement à la parotide.

Obs. III. — Parotidîte dans le choléra. Résolution. (Même source.)

Antoine Fénérole, âgé de 28 ans, entre à l'hôpital, le 4 avril 1822, et il est placé dans les salles de la Clinique. Ce malade, à son entrée, avait présenté les signes les plus tranchés du choléra algide, mais il avait franchi heureusement les dangers de cette période. La réaction commençait à se modérer lorsqu'il lui survint un engorgement considérable à la parotide gauche. La suppuration se forma promptement, et dès que la fluctuation se fut manifestée, la tumeur fut ouverte largement à l'aide de l'instrument tranchant. Lorsque ce malade entra dans notre salle, il était en pleine convalescence et il portait à la région parotidienne une plaie qui venait encore du pus et qui était en voie de cicatrisation. Cet homme sortit aussi de notre salle au bout de quelques jours et quitta l'hôpital parfaitement bien guéri.

Obs. IV. — Choléra algide, toniques et excitants. Symptômes cérébraux, application de glace, suivie d'un soulagement très-prompt. Nouveaux accidents, parotides, eschares. Mort. (Même source.)

Début. 6 avril. Je passe ce qui a rapport au choléra seul.

« Le 15. L'état du malade est beaucoup meilleur, il semble entrer en convalescence. Cependant la langue se sèche; il se forme un engorgement inflammatoire vers la région parotidienne; bientôt la fluctuation est assez évidente pour qu'on puisse l'ouvrir et donner issue à une assez grande quantité de pus épais et phlegmoneux. L'amaigrissement, déjà très-considérable, fait de nouveaux progrès, des eschares se forment au sacrum et au niveau des trochanters. Le malade s'affaiblit de plus en plus, et enfin il succombe le 18 avril dans cet état d'émaciation et d'épuisement qui suit si souvent la dothiénentérie. »

Obs. V. — Hypertrophie de la prostate. Hématurie. Cystite aiguë. Parotidite aiguë. Mort. (Communiquée par M. Th. Anger.)

Le nommé J..., âgé de 75 ans, fut atteint pour la première fois, au mois de mars 1870, de difficultés dans l'émission de l'urine. Il crut avoir la pierre, se fit sonder, mais on ne constata qu'une hypertrophie de la prostate et une vessie à colonnes. Le passage de quelques grosses sondes suffit pour rétablir les fonctions.

Iszenard.   6

Le 9 décembre 1872, à la suite d'excès génésiques, ce vieillard fut pris de rétention d'urine, bientôt suivie d'hématurie très-abondante. L'usage d'une sonde à demeure, quelques injections d'eau de pin gommé suffirent pour calmer ces accidents, et le malade reprit ses occupations.

Le 13 janvier 1875, nouvelle rétention d'urine. En voulant se sonder, le malade se fit une fausse route qu'il fut très-difficile d'éviter. Un violent frisson survint bientôt, suivi d'une nouvelle hématurie et d'une cystite assez intense. On administra le sulfate de quinine, des bains, qui peu à peu calmèrent les accidents aigus. Le malade se rétablit assez bien pour pouvoir partir à Saint-Mandé. Mais là, au bout d'une dizaine de jours, apparut un gonflement considérable de la région parotidienne, avec menace de phlegmon du cou.

Le 17 février 1875, appelé par M. le Dr Linas à visiter le malade, je constatai l'existence d'une parotidite aiguë du côté droit. Toute la glande était le siége d'une inflammation profonde, œdémateuse, sans fluctuation manifeste, mais qui s'était propagée au tissu cellulaire de la région, et descendait jusqu'à la partie moyenne du cou.

Parallèlement à ces symptômes locaux s'étaient développés des phénomènes généraux graves : fièvre violente, prostration, congestions viscérales, inappétence complète, langue sèche, pouls petit et fréquent.

Les urines étaient gluantes, et déposaient une couche de pus, comme dans la cystite aiguë. La vessie se vidait souvent, mais incomplètement.

En face de ce phlegmon de la région parotidienne et du cou, qui menaçait de prendre des proportions de plus en plus étendues, je résolus d'en arrêter la marche par une large incision qui, partant de la partie supérieure de la glande parotide, descendait jusqu'au niveau du larynx. Cette profonde incision donna issue à une assez grande quantité de sang et de sérosité, mélangée çà et là de quelques gouttes de pus qu'on faisait par la pression sourdre des lobules de la glande.

Les jours suivants, la tuméfaction phlegmoneuse de la parotide s'affaissa, mais l'état général du malade n'en fut nullement amélioré. Il tomba dans la prostration et le marasme, et finit par succomber le 27 février 1875. L'autopsie n'a pu être faite.

Obs. VI. — Pleurésie. Injection de nitrate de potasse. Accidents cholériformes. Parotidite. Résolution. (Communiquée par M. Gauderon.)

Le nommé Houbert (Guillaume), âgé de 40 ans, ferblantier; entre à l'hôpital Lariboisière, dans le service de M. Guyot, salle Saint-André, n° 7, le 15 mai 1876.

Excellents antécédents héréditaires; pas d'alcoolisme.

Quinze jours avant son entrée, il avait eu à droite un point de côté qu'il avait négligé.

Le 10 mai, un accès de suffocation; le malade se met au lit.

Le 15, à son entrée, le malade est très-déprimé moralement; son état général est mauvais. On diagnostique pleurésie droite.

Traitement. — Ventouses scarifiées, oxymel scillitique.

Les jours suivants, en raison des frissons et de fièvre qui surviennent tous les soirs, de sueurs abondantes, M. Guyot craint une pleurésie purulente.

Le 23. On fait une ponction avec l'appareil Potain, sur la ligne axillaire, dans le huitième espace intercostal droit; on retire deux mille grammes de liquide, teinté en rose par un peu de sang, mais sans traces de pus à l'œil nu.

Les jours suivants la fièvre baisse; l'épanchement se reproduit en partie. On applique un vésicatoire.

Le 26. On donne 20 grammes d'huile de ricin, superpurgation; 8 à 10 selles séreuses. A ce moment aspect grippé de la face.

Le 27 au matin, on constatait encore un épanchement modéré dans le quart inférieur de la poitrine, à droite, en avant et en arrière.

7 juin. En raison de la persistance de l'épanchement, et aussi de l'apparition de sueurs, M. Guyot prescrit un litre de chiendent avec 2 grammes de nitrate de potasse. Dans la journée et dans la nuit suivante, 15 à 20 selles séreuses, abondantes et accompagnées de vives coliques.

Le 8. Figure grippée, yeux enfoncés, refroidissement des extrémités, pouls petit, ventre douloureux. L'aspect est celui d'un individu sous le coup d'une attaque de cholérine.

Traitement. — Eau albumineuse, thé au rhum, julep extrait quinquina et alcool, frictions chaudes.

Le 9. Début d'une parotidite à droite, caractérisée par du gonflement qui occupait la région parotidienne, allait en avant jusqu'à la paupière inférieure et la commissure labiale droite, et en arrière avait pour limite le sterno-mastoïdien. Ce gonflement s'accompagne d'une rougeur œdémateuse de la peau et d'une douleur assez vive à la pression. La bouche s'ouvre difficilement, la mastication est impossible; douleurs d'oreilles, cataplasmes.

Le 10. Incision verticale sur le milieu de la région parotidienne, qui ne donne pas de pus.

Depuis ce jour, la tumeur persiste en s'indurant. — Applications successives de cataplasmes, de pommade iodurée, de teinture d'iode, de collodion.

En même temps que tous ces accidents se montrent, l'état général est très-mauvais, le malade s'affecte beaucoup ; il y a du mouvement fébrile le soir, de l'inappétence ; on combat cet état général par les toniques et les excitants.

Vers le commencement de juillet, la tumeur commence à diminuer de volume et de consistance, en même temps que l'état général s'améliore et que la dépression morale tend à disparaître.

Résolution complète, et le malade sort le 20 juillet, guéri et ne conservant que la cicatrice de son incision.

A partir du 7 juin, jour de la superpurgation, on ne trouve plus de liquide dans la plèvre, mais seulement des froissements pleuraux.

M. Guyot pense que dans ce cas il a eu affaire à une parotidite analogue à celles qu'on rencontre dans la dysentérie et le choléra, et attribue la cholérine qui l'a produite à l'absorption des 2 grammes de nitrate de potasse.

Obs. VII. — (Cruveilhier. An. path., liv. 39, pl. y.)

Une vieille femme de la Salpêtrière, âgée de 84 ans, fut prise sans cause connue d'une parotide avec sécheresse extrême de la cavité buccale et de la langue en particulier, qui était fendillée, comme rôtie et souillée de sang, et, comme la malade paraissait être aussi bien que de coutume la veille de l'invasion, je crus avoir affaire à une parotide essentielle. Quelques jours après, oppression et mort par asphyxie.

A l'autopsie, je trouvai que la grande tuméfaction de la région parotidienne était due en partie à l'œdème, en partie à la parotide elle-même, dont le tissu était marbré de rouge et de blanc : le blanc c'était du pus visqueux. Tous les canaux excréteurs et le canal de Sténon en particulier en étaient remplis comme dans la fig. 1; chaque grain glanduleux était converti en un petit kyste purulent à parois extrêmement injectées. L'inflammation était limitée à la glande parotide. La glande sous-maxillaire était parfaitement saine, bien que la parotide parût empiéter sur elle. La veine jugulaire externe était à sa sortie de la parotide remplie de sang coagulé et adhérent. Les veines contenues dans l'épaisseur de la parotide ne m'ont pas paru enflammées. L'estomac et les intestins étaient dans l'état le plus parfait d'intégrité.

Les reins ont appelé mon attention. J'ai noté l'adhérence intime de leur capsule fibreuse, la diposition granuleuse de leur surface avec des dépressions probablement dues à des atrophies partielles. L'un de ces reins présentait du pus infiltré à la circonférence dans un espace oblong, du volume d'une olive. Au centre de cette partie infiltrée de pus se voyait une espèce de foyer, formé par du pus presque liquide.

Obs. VIII. — (Cruveilhier. An. path., liv. 39, pl. V). Parotidite dans le cours d'un cancer du foie. Gangrène. Mort.

Une femme de 50 ans présentait tous les signes physiques et rationnels d'un cancer du foie. A une période avancée de cette maladie, la bouche sèche d'une inflammation couenneuse. Bientôt après, la région parotidienne devient douloureuse et proéminente. Des sangsues appliquées sur le lieu même soulagent momentanément sans arrêter la marche de l'inflammation. Une fluctuation ou plutôt une mollesse un peu fluctuante se manifeste au centre de la région parotidienne. Une incision est pratiquée. Un pus lie de vin se présente, mais tellement visqueux, qu'il faut exercer une pression assez forte pour l'expulser. Des lambeaux gangréneux apparaissent et sont arrachés. Une ouverture spontanée se fait dans le lieu le plus déclive. Une très-grosse masse gangrenée se présente aux deux ouvertures trop petites l'une et l'autre pour lui donner issue; je suis obligé de les réunir par la section de l'espèce de pont qui les sépare, et alors j'extrais avec violence une masse très-considérable, spougieuse, pénétrée de pus, qui me paraît constituer la plus grande partie de la parotide. Un creux très-considérable existe. Après cette ablation entre l'apophyse mastoïde et le bord postérieur de la mâchoire inférieure, la peau s'affaisse, le vide se remplit en partie, et au moment de mort de la malade, la cicatrice était resque complète.

Obs. IX. — Parotidite double observée chez une femme cachectique, âgée de 40 ans. Epithélioma du col de l'utérus. (Recueillie par M. Langlet, interne des hôpitaux, service de M. Gubler, à l'hôpital Beaujon.— Bull. de la Soc. anat., septembre 1871.)

Cette femme est déjà entrée deux fois dans le service pour métrorrhagies abondantes. Le toucher avait révélé depuis longtemps des fongosités et des saillies bourgeonanntes du col de l'utérus. Pas d'autres lésions organiques. Cette fois elle revient pour la même chose : elle a perdu énormément de sang depuis sa dernière sortie ; est pâle, la peau a une teinte grisâtre, indiquant une cachexie profonde.

Le col de l'utérus présente toujours la même altération, ne faisant pas une saillie considérable à l'intérieur du vagin. Pas de tumeur dans l'abdomen.

La malade a de la diarrhée.

A plusieurs reprises, depuis son entrée, on trouve dans la bouche du muguet et de l'acidité dans les liquides de la bouche.

Des lotions alcalines font plusieurs fois disparaître ces phénomènes. Mais l'acidité buccale et le muguet reparaissent au bout de quelques jours. La diarrhée continue. L'affaiblissement est progressif.

Vers le milieu d'août, il y a de nouveau du muguet sur la langue, et sur les joues une couche assez épaisse, puis de petites ulcérations aphtheuses sur la langue, principalement sur la face dorsale.

La lotion alcaline fait disparaître le muguet, les ulcérations persistent, et pendant deux ou trois jours vont même en s'élargissant un peu. La malade ne mange presque rien, elle avale difficilement. En continuant le gargarisme, les ulcérations ont presque disparu.

29 août. La malade accuse depuis hier du gonflement à la région parotidienne droite et de la douleur. En pressant sur la région tuméfiée et en regardant par la bouche, on voit sortir du pus par le canal de Sténon. Il y a du pus au niveau des dents molaires. — Cataplasmes.

1er septembre. Parotide à gauche, moins volumineuse, douloureuse aussi.

Le 2. Le gonflement de la région parotidienne des deux côtés a augmenté. Il a aussi un peu de gonflement au niveau des glandes sous-maxillaires.

Le 3. Il y a de la fluctuation à droite : ouverture de la parotide de ce côté, au moyen d'une incision verticale.

Il sort du pus de deux ou trois petits foyers isolés les uns des autres.

La malade ne se nourrit toujours pas.

Le 4. Décès à six heures du soir.

Autopsie le 6. On trouve un épithélioma du col de l'utérus. Le corps de l'utérus lui-même est intact. Rien dans les viscères.

L'estomac est parfaitement intact. Le foie est complètement gras. Les reins sont congestionnés. Rien dans les poumons.

Le cerveau est complètement anémié.

Parotides. — La parotide droite est enlevée; il y a du pus en arrière et en dedans en petites conches assez minces communiquant avec de petits foyers de la glande elle-même.

La section faite par le bistouri comprenait bien dans une certaine épaisseur le tissu de la glande et avait ouvert plusieurs petits foyers purulents; il y en a d'autres qui n'ont pas été ouverts. La muqueuse buccale au niveau du canal de Sténon est intacte; l'orifice est très-étroit. Une section du canal dans le sens longitudinal montre dans une étendue de près de 1 à 1 1/2 centimètre la muqueuse intacte; à partir de ce point jusqu'à la glande, la muqueuse est reconverte de pus d'abord et sous ce pus d'une surface grisâtre, épaissie, bourgeonnante, que l'on ne peut pas détacher de la muqueuse. Evidemment ce n'est pas là un simple dépôt de pus, mais une inflammation du conduit.

A gauche, les lésions sont moins avancées, mais évidemment les mêmes; de plus il y a une ulcération à l'orifice buccal du canal de Sténon, ulcération de près de 1 centimère de diamètre.

Les glandes sous-maxillaires sont un peu grosses; mais il n'y a pas de suppuration.

Au niveau des deux parotides, principalement en arrière, de petits ganglions sont augmentés de volume et un peu rouges.

Obs. X.— (Recueillie par M. V. Hanot, interne des hôpitaux.—Bull. de la Soc. anat., 1872, p. 427.) Résumé. Epithélioma tubulé du nez. Parotidite suppurée à droite. Phlébite de la veine méningée moyenne droite. Abcès multiples des reins. Abcès froids au niveau des côtes fracturées.

La femme V..., âgée de 89 ans, est entrée le 11 décembre 1871, à la Salpêtrière, dans le service du Dr Voisin; elle est atteinte de démence sénile et porte à l'extrémité du nez une tumeur épithéliale.

La démence date du siége de Paris par les Prussiens.

La tumeur épithéliale avait débuté dix ans auparavant à la suite d'une gelure du nez en Russie; jusque-là santé parfaite; pas d'antécédents héréditaires.

Pendant les premières années la plaie du nez ne parut point augmenter d'etendue. Plus tard ou s'aperçut qu'elle s'accroissait, mais très-lentement, puis la malade commença à maigrir, à pâlir, à s'affaiblir insensiblement.

A son entrée dans le service, en décembre 1871, l'extrémité du nez est envahie par une masse croûteuse, sèche, grisâtre ; elle se prolonge plus haut sur le côté droit du nez, se termine à un centimètre et demi de l'angle interne dé l'œil, et ne dépasse pas des deux côtés le sillon naso-labial.

La conjonctive droite est légèrement injectée, et il y a un prolapsus presque complet de la paupière supérieure.

Aucune tuméfaction ganglionnaire au cou. Le thorax sur lequel les côtes font un relief considérable est fortement aplati latéralement et les extrémités antérieures des côtes, déjetées en avant avec le sternum, forment comme une arête.

A l'auscultation, signes d'emphysème pulmonaire, rien d'anormal au cœur. Apyrexie.

La malade est dans la cachexie la plus avancée ; l'amaigrissement est extrême ; la face décharnée, d'une pâleur cadavérique, est sillonnée d'une multitude de veines sous forme de gros cordons noueux, violacés.

Pendant les neufs mois qu'elle est restée dans le service, la malade n'a guère changé d'aspect.

La tumeur est demeurée presque stationnaire ; c'est à peine si elle s'est rapprochée de quelques millimètres de l'angle interne de l'œil droit ; l'œil est toujours légèrement injecté, larmoyant, complètement recouvert par la paupière supérieure.

Jamais d'engorgement ganglionnaire au cou. Pendant ce même temps, aucune affection des organes thoraciques ou abdominaux ; appétit conservé ; apyrexie.

A partir du mois de juillet, la malade est complètement gâteuse.

Vers le commencement d'août, elle ne peut plus se lever ; elle reste immobile dans son lit, ne donnant en quelque sorte signe de vie que pour avaler la nourriture qn'on lui fait prendre.

17 août. Commencement d'eschare aux deux fesses.

Le 19. On s'aperçoit que la région parotidienne droite est rouge et tuméfiée.

La malade, qui depuis trois jours buvait avec avidité et repoussait toute nourriture solide, est tombée dans le coma. T. A. 38°,4. Pouls, 84.

Aucune lésion des organes thoraciqnes abdominaux.

Le 20. La tuméfaction de la région parotidienne augmente encore et le coma persiste. La respiration est brusque, arrêtée. Pas d'écoulement de pus, ni par les oreilles, ni par le canal de Sténon. T. A. 38°,4. Pouls, 97.

Pas d'albumine dans les urines. Augmentation du chlorure de sodium.

La malade succombe le lendemain sans convulsions.

Autopsie. (Je ne rapporte que ce qui a trait à mon sujet.)

. . . . . . La parotide droite est infiltrée de pus. Au microscope, on reconnaît que les petits abcès multiples se sont produits dans le tissu conjonctif interstitel et que les acini sont le siége d'une véritable inflammation catarrhale, qui les a remplis de cellules épithéliales à différents degrés de transformation.

Je ne signale qu'une lésion de la veine méningée moyenne droite; celle-ci a été trouvée complètement oblitérée par un caillot grisâtre assez résistant, adhérent aux parois et présentant à un grossissement convenable quelques noyaux, quelques corps fusiformes, traces d'un commencement d'organisation. La tunique moyenne et surtout l'adventice de la veine sont le siége d'une prolifération nucléaire abondante.

A moins d'admettre, et rien n'impose une telle supposition, que cette branche d'origine de la jugulaire externe ou de la jugulaire interne (selon la variété d'origine) a subi isolément une telle modification; il est à présumer que l'altération de la veine méningée moyenne est due à la propagation du processus morbide qui aura atteint la veine maxillaire interne et la portion du tronc jugulaire voisine de la parotide enflammée.

Mais cette hypothèse n'a pu être démontrée parce que je n'ai pu faire une dissection suffisante de la région parotidienne.

Il est facile de reconnaître par l'examen microscopique que la tumeur du nez fait partie du groupe des épithéliomes tubulés, désignés encore sous le nom de polyadénômes par M. Broca. . . . .

Les reins ont leur volume ordinaire, leur enveloppe fibreuse s'en sépare aisément. Quand on l'a enlevée, la surface de l'organe apparaît comme mouchetée d'un assez grand nombre de petites masses sphériques, jaunâtres, les unes du volume d'un pois, les autres d'un grain de millet, les unes mi-partie saillantes, mi-partie engagées dans le tube rénal. Sur une coupe transversale allant du hile au bord convexe, le tissu rénal, soit dans sa couche corticale, soit dans sa couche médullaire, est véritablement criblé de ces mêmes amas purulents.

Au microscope, on reconnaît que ces petites masses sont constituées uniquement par les leucocytes et développées dans le tissu conjonctif interstitiel. Ce tissu est partout notablement plus développé qu'à l'état ordinaire et se distingue par une prolifération nucléaire abondante.

Les tubes urinifères, comme dans la néphrite catarrhale sont remplis de cellules épithéliales plus ou moins transformées surtout de jeunes cellules se colorant facilement par le carmin. . . . .

Le tissu des côtes est considérablement raréfié ; il y a atrophie simple des lamelles ; la dizième et la onzième côte droites présentent vers leur milieu un trait vertical de fracture qui ne présente aucune trace de travail réparateur.

Au devant de la onzième côte, au niveau de la fracture, entre la face antérieure de la côte et les fibres correspondantes du grand oblique est une collection purulente contenant environ deux cuillerées à bouche d'un pus verdâtre, sans membrane pyogénique, ne pénétrant en aucun point dans le tissu cellulaire sous-cutané.

Au niveau de la fracture de la dixième côte existe aussi un abcès ossifluent, seulement il est situé à la face interne de la côte, faisant saillie dans la cavité pleurale, de forme globuleuse, du volume d'une noisette, nettement délimité, recouvert en dedans par une coque fibreuse et le feuillet pleural épaissi.

Pas de pus dans les articulations ni en aucun point du tissu cellulaire sous-cutané.

Aucune modification du liquide sanguin appréciable soit à l'œil nu soit au microscope.

Pas de caillots dans les veines des membres.

Obs. XI. (Communiquée par M. Ollivier).— Affection cérébrale. Hémiplégie gauche incomplète ayant débuté par une paralysie faciale. Adynamie. Parotidite double. Mort.

La nommée Roy (Françoise), âgée de 57 ans, journalière, entre, le 3 janvier 1867, à l'Hôtel-Dieu, salle Saint-Antoine n° 6, dans le service de clinique de la Faculté (service de Grisolle).

Cette femme est souffrante depuis 2 ans ; jusqu'à cette époque la santé avait été bonne. Bien réglée jusqu'à l'âge de 49 ans. Elle parle vaguement d'une affection abdominale qu'elle aurait eue il y a quelques années, et porte sur la partie droite du front deux cicatrices dues à des blessures faites avec une bouteille.

Début. — D'après les renseignements très-vagues de la malade, elle souffrirait depuis deux ans de vomissements ; elle n'a jamais eu de céphalalgie. Elle s'est alitée le 18 décembre 1866, et c'est le 29 qu'elle a été prise d'une paralysie faciale gauche. Bien que la malade semble

jouir de toute sa raison, la gêne qu'elle éprouve à parler et à prononcer certaines lettres rend l'examen difficile.

État actuel. — L'examen de la face fait constater une déviation
faciale droite; les plis du côté gauche sont presque complètement
effacés. La pointe du nez, ainsi que la commissure labiale droite, sont
relevées du côté droit. Le pli naso-labial droit subit la même déviation.
La narine droite est plus écartée que la gauche. L'écartement des paupières est plus considérable à gauche ; la malade ne peut pas fermer l'œil
complétement de ce côté. Les papilles réagissent normalement à la
lumière. La malade prétend avoir perdu la vue de l'œil droit depuis une
quinzaine d'années ; l'examen ophthalmoscopique n'a pas pu en être
fait.

Les muscles des yeux ne semblent pas paralysés, à l'exception néan-
moins du droit externe gauche.

La sensibilité de la peau ne semble nullement altérée à la face ; cependant la conjonctive gauche réagit moins que la droite quand on l'irrite.
Rien du côté de l'oreille. Les liquides avalés par la malade, ainsi que
la salive, s'écoulent par lacommissure labiale gauche : quand la malade
souffle, l'air passe également par l'écartement des lèvres.

L'examen de l'arrière-gorge fait voir une déviation évidente de la
luette à droite. La pointe de la langue est aussi déviée à droite.

A l'auscultation de la poitrine on perçoit des râles sibilants et ron-
flants : du reste la malade tousse et expectore.

Bruits du cœur normaux.

Rien d'anormal du côté du foie, de la rate. Le ventre est flasque et
rétracté.

Les membres supérieurs ne présentent aucune altération ni de motilité, ni de sensibilité.

La malade remue parfaitement les membres inférieurs, mais elle prétend qu'elle ne peut se tenir sur ses jambes. Le tibia gauche présente
à sa face antérieure une légère exostose.

État général. — La malade est presque toujours agitée ; de temps
en temps elle pousse un soupir ou jette un cri, puis elle s'assied dans
son lit. La nuit, même agitation que le jour.

Elle urine bien et va à la selle.

7 janvier. A son entrée, la malade pouvait avaler un peu de bouillon ou de potage : depuis deux jours elle n'a rien pris, car elle rejette
aussitôt ce qu'on lui donne à boire. Elle est plus abattue que les jours
précédents, la déviation faciale est bien plus prononcée. La conjonctive

de l'œil gauche, en partie exposée à l'action continuelle de l'air est légèrement enflammée. Pouls 100. T. A. 37° 2. Vésicatoire à la nuque.

Le 8. Moins abattue. Cette nuit agitation assez grande ; la malade est tombée de son lit.

L'application de l'électricité fait contracter les muscles paralysés. La malade ne prend aucune nourriture.

Prescription. — 2 gr. d'iodure de potassium en potion ou en lavement dans le cas où elle ne pourrait pas avaler la potion.

Le 9. La parole est plus embarrassée. Le sillon naso-labial est complètement effacé. Les traits sont fortement tirés à droite.

La malade a pu prendre un peu de bouillon et même avaler son julep.

Nuit agitée ; la malade est encore tombée de son lit. Pas de selle. Pouls 108, plein. — Lavement purgatif.

Le 10. La malade est encore plus abattue que les jours précédents : la peau est chaude, le pouls plein, à 112.

La partie de l'œil gauche, en contact avec l'air, s'est légèrement enflammée : la conjonctive est injectée de sang.

Pas de selle malgré le lavement. Lavement purgatif.

Le 11. La nuit a été assez bonne. La face semble moins contractée. La malade a moins de force dans le membre gauche que les jours précédents et ne peut serrer aussi fortement la main qu'autrefois. Pas troubles de sensibilité et de motilité. Pouls 112. Vésicatoire à la nuque.

Le 12. La main gauche se maintient dans son état de faiblesse ; elle est plus froide, ainsi que tout le membre supérieur gauche, que les parties correspondantes droites. La malade a uriné sous elle. Pouls 112.

Le 13. Même état.

Le 14. La parole est presque impossible ; la malade éprouve de grandes difficultés à sortir la langue ; celle-ci est sèche ainsi que les lèvres. Pouls 120.

Pas de changement dans l'état du bras gauche. Lavement purgatif.

Le 15. Nuit assez agitée : la malade se plaint vaguement d'une douleur au cou et à droite, qu'on attribue au vésicatoire et à quelques ganglions. Pouls 112. — Cataplasmes.

Le 16. La malade paraît très-abattue. La peau est chaude, la face colorée. La bouche est sèche et la langue collée contre les dents. La malade avale difficilement quelques gouttes de liquide.

La face paraît comme bouffie du côté droit et les plis nombreux qu'on remarquait les jours précédents sont presque complètement effacés : l'œil droit est toujours fermé.

A l'inspection de la joue droite on remarque que la peau est chaude, tendue ; à l'angle de la mâchoire on sent une tumeur dure, rouge, de l'étendue d'une pièce de cinq francs, très-douloureuse à la pression. L'écartement des mâchoires est assez difficile, ce qui entraîne une grande gêne de la déglutition. Pouls petit, faible, à 186.

La malade continue à uriner sous elle ; pas de selle. Lavement purgatif.

Le 17. La tumeur a acquis des proportions plus considérables, elle occupe une partie de la face et descend vers le cou. Même état général. Une selle.

Le 18. Face rouge, colorée ; la pommette droite surtout est saillante et animée. Toute la région parotidienne est tendue et présente à la pression une dureté excessive. La douleur est toujours vive.

La malade est abattue : elle a un peu sommeillé pendant la nuit et n'a pas donné de signes d'agitation. Pouls 120, tendu.

19. La tumeur est rouge, presque violacée, l'empâtement s'étend à la partie supérieure du cou. On ne trouve pas de fluctuation. Le membre supérieur gauche est toujours plus faible que le droit : cependant la sensibilité à la douleur, à la chaleur ne semble nullement modifiée.

La malade a pu avaler un peu de potage. Langue assez humide. Pouls 120.

Le 20. La nuit a été assez agitée : la malade a proféré des plaintes qui ont troublé le sommeil des autres malades. Elle voulait sortir de son lit et on a dû l'attacher.

La tumeur présente les mêmes dimensions, mais on sent comme une fluctuation profonde. — Lavement purgatif.

Le 21. M. Laugier, après avoir examiné la tumeur, y fait huit piqûres d'environ 3 à 4 millimètres de profondeur, à l'aide d'une lancette : les petites plaies laissent écouler une certaine quantité de sang, qui ne contient pas de pus.

La malade se plaint de douleur à la joue gauche : on y sent un empâtement encore mal déterminé, qui fait craindre une parotidite gauche. L'écartement des dents est presque impossible. Pas de selle. Pouls 120.

Cataplasmes laudanisés. — Lavement purgatif.

Le 22. Aujourd'hui la parotidite gauche est déclarée, elle se présente sous forme d'un noyau dur, élastique, situé à l'angle de la mâchoire. Le pourtour est empâté, le reste de la face surtout du côté du menton est bouffi : la face est colorée.

La parotide droite est toujours tendue : pas d'écoulement par les oreilles.

La malade est très-abattue ; elle ne peut presque pas desserrer les dents : on lui donne à boire au moyen d'une cuiller. Il lui est impossible de prononcer une parole.

Soif vive. Pouls 118. Respiration embarrassée. Pas de selle.

Le 23. Abattement considérable. La face présente un volume énorme. L'œil gauche est fortement injecté.

L'inspection de la parotide droite laisse voir un peu de pus qui s'écoule par une des ouvertures faites il y a trois jours ; en même temps on voit s'écouler par la bouche une certaine quantité de pus épais, filant, qui provient de l'orifice du conduit de Sténon droit.

L'empâtement est un peu moindre à droite : la tuméfaction, la chaleur, la rougeur augmentent à gauche.

Le membre supérieur gauche est très-faible, il ne retombe cependant pas quand on le soulève ; la sensibilité y est conservée.

La respiration embarassée = 24. On entend de gros râles souores et sibilants à la base de la poitrine. Une selle le 22 au soir. Pouls petit, dépressible, à 120.

24. Le pus s'écoule par la bouche en assez grande quantité. La malade a été assoupie pendant la nuit. Pouls 120. Respirations 24.

25. La peau est chaude ; la nuit a été assez agitée.

La joue droite est notablement dégonflée, moins douloureuse à la pression. La tumeur gauche, par contre, est dure, tendue, douloureuse. Pouls petit, à 118. Potion cordiale. Lavement purgatif.

26. Le pus s'écoule toujours par la bouche et par l'ouverture extérieure ; la moitié droite de la face est affaissée et les plis signalés recommencent à se dessiner. A gauche la tuméfaction s'étend à la joue et au cou. Une selle. Pouls 114. Potion cordiale.

27. La parotide droite est plus tendue que les jours précédents et l'empâtement descend sur le cou. Le pus s'écoule par l'oreille droite. La main gauche, ainsi que l'avant-bras de ce côté, et les membres inférieurs sont légèrement œdématiés.

On élargit l'ouverture de la joue droite à l'aide d'une lancette. Pouls 118.

28. Le pus s'écoule à droite par l'oreille, la plaie et la bouche, et la

tumeur est toujours empâtée. La parotidite gauche semble devenir un peu fluctuante à son centre. La chaleur de la face est moins vive. Pouls 120.

29. La parotidite droite tend de nouveau à s'affaisser. De l'oreille gauche s'écoule une assez grande quantité de sérosité mélangée d'un peu de pus ; la tumeur de ce côté est fluctuante ; on pratique à son centre une incision de 2 cent. de long, qui laisse écouler du pus bien lié en assez grande abondance.

Une légère eschare se forme au sacrum. La malade a pu boire du bouillon et un peu de vin. Pouls 120.

30. Les deux parotides laissent écouler du pus ; mais elles sont toujours tendues, dures, élastiques, rouges ; cependant elles sont moins douloureuses.

La malade ne peut plus serrer de la main gauche ni tenir aucun objet. Le bras et la jambe gauche tombent inertes lorsqu'on les soulève ; ils sont insensibles à la piqûre.

Abattement extrême. Pouls petit, à 112. Respiration embarrassée. Soif vive.

La malade meurt dans la nuit.

Autopsie. (Résumée). Je ne rapporte que ce qui a trait à mon sujet :

Les parotides sont entièrement envahies par la suppuration ; celle de droite surtout présente un vaste foyer suppuré, qui se porte en dedans vers le pharynx et occupe en bas toute la partie latérale droite du cou jusqu'à la clavicule.

Cerveau : Consistance ferme; couleur normale. Ni épanchement dans les méninges, ni adhérences, excepté au niveau de la protubérance qui est ramollie surtout profondément. Corps granuleux nombreux. Les vaisseaux de l'hexagone ne paraissent pas athéromateux ; ils n'ont pas été poursuivis, de telle sorte qu'on ignore s'ils le sont plus loin.

Obs. XII. (Communiquée par M. Ollivier.) — Ramollissement superficiel des circonvolutions. Parotidite. Mort.

La veuve Burget, âgée de 89 ans, entre le 4 septembre 1875, à l'infirmerie de l'hospice des Incurables d'Ivry, salle Sainte-Geniève, n° 34, service de M. Ollivier. Depuis un an cette malade était tombée à peu près en enfance; dans les derniers temps qui ont précédé son entrée à l'infirmerie, elle avait peu à peu perdu l'appétit, il était impossible de la faire manger, et elle s'affaiblissait de jour en jour. La veille de son entrée elle fut prise d'une syncope. A son entrée elle est très-amaigrie, elle a la peau brûlante et l'œil hébété et murmure des mots inintelligibles; elle paraît du reste encore sensible à la douleur et se débat quand on veut l'examiner. D'ailleurs elle ne tousse pas, ne crache pas; rien ne fait supposer une affection thoracique, mais l'impossibilité de l'ausculter fait qu'on ne peut pas s'en assurer.

Pendant cinq à six jours on parvient à la nourrir tant bien que mal, mais vers le 11 septembre, la malade ne veut plus rien prendre du tout; La fièvre s'allume davantage, l'état général s'aggrave à vue d'œil. En même temps, dans la région parotidienne gauche, on remarque un gonflement œdémateux, qui déforme la région. A ce niveau la peau est chaude, tendue, douloureuse : on remarque une légère rougeur. La pression fait pousser des cris de douleur à la malade. Malgré la médication tonique instituée, le lendemain les phénomènes avaient augmenté de gravité. Le 15, la région est très-tendue, il y a un gonflement et un œdème subinflammatoires considérables, et la tumeur devient plus douloureuse à la pression. En même temps, en écartant la joue gauche des arcades dentaires, on voit sourdre du pus par l'orifice du canal de Sténon. En outre, les phénomènes généraux s'accusent davantage; il y a prostration des forces. La malade est dans un état d'adynamie complète et ne répond plus aux questions.

Le 16, même état.

Le 17, la malade meurt dans le collapsus.

Autopsie le 18 septembre. — Les méninges sont à peu près normales ; il y a un peu d'athérome des artères de la base. La couche la plus externe des circonvolutions est ramollie.

On constate un peu de pneumonie scléreuse dans le poumon gauche.

La parotide gauche est infiltrée de pus concret ; en aucun point, il n'y a de collection purulente.

L'examen des autres viscères ne présente rien de particulier.

Obs. XIII. — (Communiquée par M. Th. Anger.) Hypertrophie prostatique. Cystite purulente. Phlegmon parotidien.

Le nommé Lecerf (Pierre), âgé de 84 ans, entre à l'hôpital Beaujon, service de M. Th. Anger, salle Saint-Edmond, 44, le 2 août 1875. Jouissant d'une bonne santé habituelle, fort et bien constitué pour son âge, blessé d'un éclat d'obus au pli de l'aine gauche en 1812, ce malade ne donne que des renseignements peu précis sur le début de l'affection qui l'amène à l'hôpital ; depuis quelque temps il urine difficilement ; il a de la fièvre ; la région hypogastrique est très-douloureuse à la pression ; c'est tout ce que l'on peut savoir de ses antécédents.

La vessie, qui ne présente pas un développement considérable, contient une certaine quantité d'urine ; celle-ci sort par regorgement, goutte à goutte, trouble, à dépôts purulents, présentant une odeur infecte et contenant de temps à autre un peu de sang. Le cathétérisme fait reconnaître une hypertrophie considérable de la prostate ; le bec de la sonde promenée à la surface de la muqueuse vésicale dénote l'existence de colonnes excessivement saillantes et ramène une certaine quantité de sang : de même, après la cathétérisme, il s'écoule un peu de sang par l'urèthre. — La langue est sèche, fendillée ; le malade très-déprimé pousse des gémissements presque continuels.

Injections phéniquées dans la vessie. Potion de Tood. Térébenthine cuite.

L'état reste sensiblement le même jusqu'au 5 août ; à cette époque, ce malade présente un gonflement de la région parotidienne ; cette tuméfaction augmente assez rapidement, et le lendemain toute la région parotidienne gauche est tendue, rouge ; le malade est dans un état demi-comateux, respirant difficilement, la poitrine remplie de râles muqueux; il meurt dans la journée du 7.

A l'autopsie, vessie à parois épaissies ; la muqueuse est fongueuse, présentant une coloration ardoisée ; quelques arborisations vasculaires ; du fond des cellules on fait sourdre du pus par la pression ; le bas-fond de la vessie est blanchâtre, soulevé par la prostate hypertrophiée ; les reins contiennent du pus dans les calices et les bassinets. La région parotidienne incisée montre les conduits et les lobules de la glande remplis d'un pus épais, crémeux, qu'on fait sourdre aisément par la pression, sous forme de gouttelettes disséminées à la surface de la coupe. Le tissu cellulaire interlobulaire est vascularisé, œdémateux, mais non infiltré de pus.

Obs. XIV. — Parotidite dans une diathèse purulente. (Dance. De la phlébite utérine et de la phlébite en général, considérées principalement sous le rapport de leurs causes et de leurs complications. In Arch. gén. de méd., 1re série, t. XIX, p. 30, décembre 1828, obs. XVIII.)

Un Allemand, âgé de 25 ans, d'une belle stature et d'une forte constitution fut reçu à l'Hôtel-Dieu sur la fin du mois d'octobre 1825, se

Iszenard.   7

plaignant depuis quelques jours de douleurs vagues dans les membres fort analogues à des douleurs rhumatismales. Il n'avait point de fièvre, les fonctions ne paraissaient point troublées. On fit d'abord peu d'attention à ce malade, qui d'ailleurs avait beaucoup de peine à se faire comprendre dans la langue française, il resta quinze jours dans cet état, n'inspirant aucune crainte sur son sort. Cinq jours avant sa mort, il fut pris tout à coup de frissons, de fièvre, d'agitation et de délire, et tomba promptement dans la plus grande stupeur. La langue devint rouge le sèche ; un dévoiement abondant se manifesta. Au deuxième jour une parotide volumineuse se développa pour ainsi dire subitement. Au troisième jour, un grand nombre de petites tumeurs et de pustules d'une nature particulière se développèrent à la peau ; en même temps le poignet et l'avant-bras du côté droit se tuméfièrent énormément. La veille de sa mort, il était dans l'état suivant : suppuration, prostration complète ; stupeur accompagnée d'un état comateux, moitié délirant ; pouls très-fréquent, petit, et d'une grande mollesse ; respiration anxieuse et précipitée ; parotide volumineuse à gauche, supportant difficilement la pression. Sur la peau un grand nombre de pustules saillantes et profondément enchâssées dans le derme, à base assez large, quelques-unes à sommet blanchâtre, mais la plupart d'un rouge livide dans toute leur hauteur. Sur la face dorsale de l'avant-bras droit, plusieurs engorgements circonscrits formant relief au-dessous de la peau ; au devant du tibia droit nouvel engorgement qui, plus superficiel, se dessinait par une saillie rougeâtre.

Mort le cinquième jour de ces accidents dans la nuit du 6 au 7 novembre.

Autopsie le 8. (Résumé). — Un abcès du volume d'une aveline, à pus en partie infiltré, en partie collecté dans le tissu cellulaire, est situé entre le pariétal droit et les téguments.— Chaque pustule qui s'élevait sur la peau était formée par une infiltration purulente qui intéressait toute l'épaisseur du derme et présentait le même aspect qu'un anthrax ou un furoncle qui viennent d'être incisés. Les petites tumeurs souscutanées dont il a été question étaient autant d'infiltrations on de collections purulentes dans le tissu cellulaire ; la parotide gauche était également infiltrée de pus, qu'on faisait écouler par la pression, comme de la purée à travers les trous d'un écumoire.— Suppuration du tissu cellulaire du poignet droit, principalement le long de son bord cubital ; l'intérieur de l'articulation du même côté contenait une synovie rougeâtre ; à la face dorsale de l'avant-bras droit, plusieurs foyers remplis

d'un pus rougeâtre et sanieux. Dans la plupart des muscles superficiels
des membres et principalement dans ceux des extrémités inférieures,
un grand nombre d'abcès exactement circonscrits, de volume variable,
depuis celui d'une lentille à celui d'une aveline ou même d'un petit œuf
de poule, contenant un pus roussâtre, ramassé dans l'épaisseur même
des muscles, dont les fibres étaient interrompues brusquement au niveau
de chaque cavité purulente et semblaient fondues en suppuration. Un
grand nombre de ces abcès dont les muscles jumeaux, extenseurs et
fléchisseurs des cuisses, quelques-uns dans les deltoïdes, les biceps
brachiaux et les extenseurs de la main. Il n'y en avait pas dans les
muscles des gouttières vertébrales. Toutes les grandes articulations
étaient dans l'état naturel.

Poumons.— Ils contenaient un nombre immense de grains purulents
situés en grande partie à la superficie de l'organe, immédiatement sous
la plèvre, à travers laquelle on les voyait poindre : fendus par le milieu,
ils présentaient un petit noyau compacte et circonscrit, d'où la pression
faisait sortir du véritable pus infiltré dans leur épaisseur; leur volume
ne dépassait point, en général, celui d'une grosse lentille ; ils avaient la
plus grande analogie avec les pustules de la peau; quelques-uns
n'étaient qu'une sorte d'apoplexie locale, d'ecchymose avec induration.

Plèvres et cœur sains ; de même l'abdomen sang ; des cavités droites
du cœur mou et fluide. L'intérieur des vaisseaux sanguins ne fut pas
examiné.

Réflexions. — Si on admet comme cause primitive de
ces désordres une altération quelconque du sang dans
les deux observations qui viennent d'être rapportés
(dans l'autre observation dont il s'agit, il n'y avait pas
eu parotidite, mais gangrène locale), on devra reconnaître la même altération ne variant peut-être que par
ses degrés dans les cas de phlébite, accompagnée d'infection puralente.

Obs. XV. — Inflammation de la veine porte ventrale et hépatique succédant à une désorganisation du canal cholédoque et de quelques veines voisines. Pétéchies. Pustules et gangrènes à la peau ; suppuration du foie, des poumons, dans l'épaisseur de quelques muscles et de la parotide. (Par Robert, extraite du Mémoire de Dance. In Arch. gén. de méd., 1832, 1re série, t. XIX.)

Un coiffeur âgé de 25 ans, d'une constitution lymphatique, fut pris sans cause connue, au commencement d'octobre 1828, de lassitude dans les membres, d'inappétence, de soif et de douleur à l'épigastre ; quelques sangsues appliquées sur cette région ne produisirent qu'un léger soulagement. Le 12 octobre, le malade fut reçu à l'Hôtel-Dieu, dans l'état suivant : aux symptômes indiqués s'étaient jointes de la rougeur et de la sécheresse de la langue ; la douleur épigastrique avait augmenté ; toutefois la fréquence du pouls et la température de la peau s'éloignaient peu de l'état naturel. 20 sangsues à l'anus ; peu d'amendement. Le lendemain (15 sangsues à l'épigastre), diminution notable de la douleur. Pendant cinq jours l'amélioration continue, la langue devient à peu près naturelle. Plus tard et à deux reprises différentes, les accidents se renouvellent à l'occasion probable d'écarts dans le régime ; la première fois ils sont calmés par une application de sangsues à l'épigastre, la deuxième, ils se dissipent spontanément.

A la fin du mois d'octobre, le malade parut entrer en convalescence, mais il disait toujours souffrir à l'épigastre et présentait dans son ensemble quelque chose dont on ne pouvait se rendre compte. A cette époque, douleur dans l'hypochondre droit, obscure au début, plus marquée ensuite, accompagnée de vomissements bilieux et de dévoiement ; fièvre modérée, langue naturelle (20 sangsues à l'anus, bain), diminution de la douleur, persistance des vomissements et du dévoiement ; la peau prend graduellement une teinte ictérique assez prononcée. Cet état reste à peu près stationnaire jusqu'au 12 novembre ; alors frissons irréguliers, suivis de fréquence dans le pouls, de chaleur et de sécheresse à la peau. Deux jours plus tard, douleur vive, profond et subite dans son apparition autour de l'épaule droite, gonflement et sensibilité par la pression des parties molles, environnant cette articulation ; mouvements des bras très-douleureux (cataplasmes émollients, saignée, deux palettes) ; le sang n'est point couenneux.

Huit jours s'étaient écoulés depuis l'apparition de ces nouveaux accidents, lorsque tout à coup la partie moyenne du front devint le siége d'une douleur vive, suivie bientôt d'un gonflement et d'une rénitence considérable sans changement de couleur à la peau. Au bout de deux jours, mêmes phénomènes à la région temporale gauche; le gonflement s'étend par degrés à la face et à la tête entière, dont le volume devient énorme. Au milieu de ces désordres graves et variés, le pouls est petit, peu fréquent, dépressible, la chaleur de la peau modérée, les vomissements, le dévoiement et l'ictère persistent, les douleurs abdominales ont disparu. Cependant le gonflement de la partie moyenne du front et de la région temporale gauche fait de nouveaux progrès; des phlyctènes remplies d'une sérosité sanguinolente s'élèvent çà et là; leur rupture laisse à nu de petites surfaces où la peau semble frappée de mort; ces eschares s'étendant, finissent par se confondre en une seule, égale à une pièce de 5 francs; tant au front qu'à la tempe, leur surface est criblée de petites ouvertures qui fournissent des gouttelettes de pus par la pression.

Quelques jours avant la mort, la langue devient rouge, sèche, rugueuse, puis fuligineuse, les lèvres et les dents se recouvrent également d'un enduit noirâtre, la peau du nez prend une teinte blanchâtre; des pétéchies et de petites nodosités circonscrites se développent sur la peau et dans le tissu cellulaire sous-cutané des membres et du tronc, le malade tombe dans la prostration et un délire tranquille, son pouls devient obscur, insensible; il succombe le 2 décembre à 4 heures de l'après-midi.

Autopsie (Résumée). — Dix-huit heures après la mort. Surface de la peau parsemée de petites taches livides semblables à des pétéchies et constituées par du sang noir infiltré ou épanché dans le corps muqueux de cette membrane; à côté de ces taches, des pustules lenticulaires et noirâtres, dont les unes contenaient un fluide sanieux et les autres un pus blanc et homogène. Ces derniers s'étendaient par leur base jusque dans le tissu cellulaire sous-cutané, qui était infiltré de pus et formait une auréole brunâtre autour de chaque pustule. Plus nombreuses sur les membres inférieurs et sur la partie antérieure du tronc.

Tête énormément tuméfiée, ainsi que la face dont le diamètre transversal surpassait le vertical, à cause du gonflement des régions parotidiennes. Nez recouvert d'une couche noirâtre intéressant le corps de la peau, qui paraissait frappée de gangrène en ce point. Sur le milieu du front, sur la tempe et derrière l'oreille gauches, eschares ramollies, grises et fétides, reposant sur un tissu cellulaire dont les auréoles étaient pénétrées de pus. Téguments du front et de la moitié antérieure gauche du crâne transformés en une sorte de couenne lardacée, d'un pouce d'épaisseur, au milieu de laquelle on distinguait un nombre considérable de veines remplies de pus. Ces veines étaient une continuation des veines temporales qui, dans l'épaisseur et à la surface du muscle cro-taphyte dans les fosses zygomatique et ptérygoïdienne formaient un plexus immense dont toutes les divisions étaient également pleines de pus et environnées supérieurement par les fibres noirâtres et ramollies du précédent; inférieurement par du tissu cellulaire dense et jaunâtre.

Parotide gauche quadruplée de volume, offrant après la section une surface granuleuse de laquelle s'écoulait par mille points différents du pus en gouttelettes arrondies provenant uniquement des orifices des nombreuses veines qui se distribuent dans l'épaisseur de cette glande et dont on a suivi plusieurs ramifications toutes suppurées à l'intérieur et qui aboutissaient à la veine jugulaire externe enflammée jusqu'à la partie moyenne du cou.

Muscle deltoïde droit noirâtre, ramolli, parcouru par un nombre considérables de veines dont l'ouverture fournissait un pus épais et jaunâtre, qu'on aurait dit s'écouler de la cavité d'une foule de petits abcès, si on ne se fût assuré de leur continuation avec ces veines, en introduisant un stylet dans leur intérieur.

Articulations scapulo-humérale et huméro-cubitale droite contenant des flocons pseudo-membraneux et de la synovie puriforme. Les autres articulations sont normales.

Poumons parsemés d'une myriade de petits engorgements plus nombreux à droite, de volume et de forme variés et nichés dans sa substance, principalement au voisinage de la plèvre pulmonaire sous laquelle ils formaient des bosselures très-apparentes à la vue. Parmi ces engorgements, quelques-uns avaient une couleur unie, livide, les autres offraient une surface blanche et grenue, qui se résolvait en pus par la plus faible pression ; aucun n'était converti en abcès.

Le tissu pulmonaire qui les environnait était sain ou légèrement engoué par une sérosité sanguinolente. On s'est assuré à l'aide d'une dissection minutieuse que ces engorgements étaient formés en grande partie par un amas de veines pulmonaires pleines de pus à leurs dernières ramifications ; du reste les veines du poumon ne présentaient du pus en aucun point.

Abdomen. — Foie brun, noirâtre, contenant pareillement un certain nombre de noyaux purulents, dont la plupart étaient apparents à la surface de cet organe, mais sans y former saillie ; ils ont paru également constitués par un amas de veines pleines de pus ou du moins en être l'aboutissant ; on a constaté leur continuation avec les radicules de la veine porte. Plusieurs branches et le tronc même de cette veine étaient remplis d'une matière puriforme et pultacée d'une couleur jaunâtre, analogue à celle de la bile, mêlée à du sang liquide, à des caillots noirs ou décolorés, libres ou adhérents. La membrane interne de ces vaisseaux était recouverte d'une couche épaisse de pus et avait au-dessous un aspect rouge et granuleux ; mais dans la plus grande partie de son étendue, elle conservait son poli naturel et ne présentait qu'une blancheur et une opacité insolites. La même matière était contenue dans les veines mésentériques, dans celles qui proviennent du pancréas et dans la veine splénique ; les parois de ces vaisseaux offraient les mêmes altérations que les précédents. Toutes ces veines, avant de parvenir au tronc de la veine porte, traversaient une masse considérable d'engorgement formé au devant de la colonne vertébrale, et dans toute la longueur du mésentère par une réunion de ganglions volumineux et rouges, suppurés dans leur centre et environnés d'un tissu cellulaire dense et infiltré de pus. — Vésicule du foie remplie d'une bile séreuse et trouble offrant vers son bas-fond quatre petites ulcérations noirâtres et arrondies, qui intéressaient toute l'épaisseur de la membrane interne de ce réservoir.

Canal cholédoque détruit dans toute son étendue et converti en une cavité oblongue et anfractueuse, contenant des lambeaux membraneux détachés de ces parois et pénétrés de bile : ce canal offrait en arrière plusieurs ulcérations profondes qui s'étendaient en même temps aux parois de quelques grosses veines voisines et pénétraient jusque dans leurs cavités ; une de ces ulcérations aboutissait dans la veine mésentérique supérieure par une ouverture large d'une ligne, présentant un bord saillant et verdâtre du côté de la face interne de ce vaisseau ; les autres pouvaient admettre un stylet de moyenne grosseur.

Obs. XVI. — Gangrène humide. Parotidite suppurée. (Communiquée par M. Ollivier.)

La nommée Cartier, âgée de 73 ans, entre le 9 septembre 1876, à l'Hospice des Incurables d'Ivry, salle Sainte-Geneviève, n° 33.

Cette femme est atteinte d'un ramollissement cérébral depuis deux à rois ans, et elle est gâteuse depuis sept ou huit mois.

Il y a quatre mois, elle a eu un anthrax ; à ce moment ses urines ont été examinées ; elle ne contenaient ni sucre, ni albumine ; leur densité était de 1016.

Quinze jours avant son entrée à l'infirmerie, on a remarqué qu'elle ne mangeait plus ; en la changeant un jour, l'infirmière aperçut plusieurs taches noires de la grandeur d'une pièce de cinquante centimes sous les orteils du pied droit. La jambe de ce côté était un peu tuméfiée. Ce gonflement s'accrut peu à peu et de nouvelles taches noires et des bulles remplies de sérosité apparurent.

A son entrée à l'infirmerie, elle a un aspect hébêté et prostré et est incapable de répondre aux questions qu'on lui adresse. La langue est sale, fuligineuse, couverte d'un enduit brunâtre, épais.

Les membres inférieurs sont le siége d'un œdème plus prononcé à droite, où il remonte jusqu'à l'aine ; ils présentent d'autres phénomènes.

Membre inférieur droit. — Sur la jambe jusqu'à son tiers supérieur environ, on constate une rougeur lisse, limitée supérieurement par une ligne sinueuse. Le pied a une couleur violacée ; à sa partie antérieure et externe se voient trois grosses bulles remplies d'une sérosité grisâtre ; sur la face plantaire et sur le côté interne du gros orteil on trouve trois plaques noires, une autre est située au devant de l'ongle, au sommet de l'orteil. Plaques analogues sur les deux orteils suivants. La pression de la jambe arrache des gémissements à la malade ; la peau du pied paraît insensible à la piqûre.

Membre inférieur gauche. — L'œdème de la jambe est moins prononcé. Au sommet du gros orteil, en un point symétrique de celle du gros orteil droit, on trouve une petite plaque violacée. Pas de rougeur de la jambe.

En raison de l'œdeème, il est impossible d'arriver à sentir les artères poplitées et fémorales et à en percevoir les battements. La radiale n'est pas très-athéromateuse. Bruits du cœur précipités, pas de souffle, rien dans les poumons.

Le 14. La tache noire du gros orteil gauche est restée stationnaire et est enveloppée d'une auréole rouge. A droite la couleur violacée de la jambe est devenue d'un rouge vif, limitée toujours en haut par une ligne sinueuse ; les trois premiers orteils sont noirs, tuméfiés ; il existe une ulcération entre les deux premiers qui sont agglutinés par une matière visqueuse et noire comme du goudron. A la palpation on constate le refroidissement de la jambe et du pied, refroidissement surtout marqué au niveau des orteils ; la chaleur reparut au-dessus de la ligne sinueuse qui limite la rougeur; mais, par comparaison avec celle de la jambe gauche, on constate qu'elle est moindre. Le thermomètre placé dans le creux poplité droit, donne 35°, 8, et dans le creux poplité gauche 37°, dans le vagin 38°, 5.

Le 15 au matin, on constate un développement subit de la parotidienne gauche ; la malade plongée dans la prostration n'avait pas pu éveiller l'attention de ce côté. Il y a asymétrie de la face ; la région parotidienne est volumineuse et très-dure. L'induration se termine en avant par un bord abrupt à quelques millimètres en avant de l'oreille ; en arrière elle comble le creux rétro-maxillaire ; en bas elle descend jusqu'à l'angle de la mâchoire.

La pression est excessivement douloureuse ; la malade ne pouvant ouvrir la bouche, il est impossible de voir si du pus s'écoule par le canal de Sténon. Mort à 8 heures du soir.

Autopsie pratiquée quarante heures après la mort.

Parotide. — La peau de la région parotidienne gauche étant enlevée, on aperçoit une tumeur de consistance élastique, qui bombe et repousse en dehors l'aponévrose superficielle. L'aponévrose incisée, la tumeur apparaît sous l'aspect d'une masse d'un gris rougeâtre, parsemée de points purulents de la grosseur d'une tête d'épingle. Ces petits points sont-ils de petits foyers développés dans le tissu inter-glandulaire, ou la coupe des canaux excréteurs laissant sourdre leur contenu purulent ? Quoi qu'il en soit, l'aspect de la glande est le même, en quelque sens qu'on fasse des coupes. La glande est envahie dans sa totalité, et on trouve des points purulents jusque dans le prolongement pharyngien. Nulle part il n'existe de foyer purulent proprement dit.

En incisant le canal de Sténon vers le point où il pénètre dans le buccinateur et en pressant sur ses parois, on fait sourdre une petite gouttelette à son extrémité ; une gouttelette s'écoule aussi par l'orifice buccal quand on a enlevé le canal tout entier.

Artères des membres inférieurs. — L'artère fémorale droite est oblitérée par un caillot qui s'étend en bas jusqu'à l'anneau du troisième adducteur et s'arrête en haut au niveau de la fémorale profonde et se termine par une extrémité aplatie et effilée. Le reste du caillot est cylindrique, cruorique, remplissant le calibre de l'artère ; il n'adhère pas aux parois du vaisseau, sauf vers l'extrémité inférieure.

L'artère n'est pas athéromateuse ; la face interne de l'artère est d'un rouge vif. Les artères de la jambe sont vides, rétractées et diminuées de la moitié, au moins, de leur volume.

La fémorale gauche ne renferme pas de caillot.

Crâne. — Athérome prononcé des artères de la base. — Ramollisse-ment superficiel diffus de la partie antérieure du cerveau.

Cœur et vaisseaux. — Epaississement jaunâtre de tout le bord adhérent de la valvule mitrale ; un peu d'insuffisance aortique.

Aorte. — Petites plaques jaunes grosses comme des pois, occupant la crosse ; au niveau du point où l'aorte devient descendante, on trouve une vaste ulcération rugueuse, contenant une bouillie rougeâtre, dont les débris se détachent facilement sous un filet d'eau. Cette ulcération occupe les 2/3 de la circonférence de l'artère, sur une étendue de 10 à 15 mm. Plusieurs autres ulcérations arrondies, moins prononcées dans le reste de l'aorte.

Ni athérome ni caillot dans l'artère pulmonaire. Les autres organes ont été examinés, mais ne nous présentent rien d'intéressant.

Obs. XVII. — Hémorrhagie par tronc vasculaire de la région paroti-dienne, consécutive à une parotidite. (Par Robert, W. Smith. In Arch. gén. de méd., 1846, 4° série, t. XII, extraite de Dublin Quaterly Journal, mai 1846.)

Un enfant de 9 ans fut pris de frisson le 5 août dernier ; le lendemain la scarlatine fit son apparition sur tout le corps. Il entra le 7 à l'hôpital d'Hardwicke. La gorge et les amygdales étaient enflammées et d'un rouge vif avec quelques points d'ulcération sur chaque amygdale, sur la luette et sur la partie postérieure du pharynx. L'ulcération de l'amygdale gauche était superficielle ; les autres étaient tapissées par une couenne grisâtre, au-dessous de laquelle la surface ulcérée était d'une couleur cendrée ; la déglutition était difficile ; le pouls petit et fréquent.

Le 10. L'éruption scarlatineuse disparut. L'enfant ne se plaignait pas, mais il avait de l'agitation et grognait continuellement. La pupille était dilatée, le pouls à 130. — Le 12, les deux régions parotidiennes deviennent le siége d'un gonflement qui s'étendait jusqu'au cou ; la peau était enflammée à leur niveau.

Le 15 les deux tumeurs parotidiennes avaient changé d'aspect : celle du côté gauche avait presque entièrement disparu ; du côté droit, au contraire, elle était pâle, molle et fluctuante. Elle fut ouverte, et il en sortit un pus de mauvaise qualité. Le petit malade commençait à s'af-faiblir. Le 18, toux courte et fréquente, expectoration rare, respiration courte, face pâle, anxiété extrême, pouls misérable. Le 20, tout d'un coup il s'écoule par les ouvertures de la région parotidienne droite un flot de sang peu coloré (environ 4 onces). Le 22, on découvrit sur la jambe droite une tumeur fluctuante, sans changement de couleur à la peau; le pied était œdémateux. Le 23, le genou correspondant était gonflé et fluctuant. Le 24, il survint une nouvelle hémorrhagie, et la mort eut lieu peu après.

Autopsie. Les téguments qui tapissent le côté droit et supérieur du cou étaient d'une couleur violacée et percés d'ouvertures nombreuses. Le tissu cellulaire et le muscle sterno-mastoïdien, dans son 1/3 supérieur, étaient ramollis et infiltrés de pus sanieux et fétide. Le ramollissement s'était étendu jusqu'à la veine jugulaire interne de l'angle de la mâchoire; ce vaisseau était percé d'une petite ouverture circulaire. La membrane interne de la veine était considérablement injectée et tapissée de lymphe plastique dans le voisinage de l'ouverture. L'amygdale droite était presque entièrement détruite, la gauche augmentée de volume; l'épiglotte épaissie et ulcérée à son bord libre; la membrane interne du larynx enflammée; broncho-pneumonie générale; infiltration purulente dans les muscles de la jambe; il y avait du pus dans l'articulation du cou-de-pied droit et du genou du même côté: les cartilages étaient ramollis, mais non ulcérés.

Obs. XVIII. — Parotidite purulente canaliculaire. (Chassaignac. Tr. de la suppuration, 1859, p. 194. obs. 357.)

Meunier (François), 32 ans, est entré le 8 novembre 1856, à l'hôpital Lariboisière, salle Saint-Augustin, 27.

Cet homme est affecté depuis sa deuxième enfance d'un catarrhe parotidien présentant d'une manière périodique dès exacerbations qui mettent le malade dans la nécessité d'interrompre momentanément ses travaux. Ces recrudescences se manifestent habituellement tous les ans, mais depuis un certain nombre d'années le malade s'aperçoit qu'elles vont en diminuant d'intensité. A chaque exacerbation, le tissu de la glande augmente rapidement de volume, devient turgescent et très-sensible au toucher. Quand on appuie extérieurement sur la parotide et quand on fait ouvrir la bouche au malade, on voit sourdre de l'orifice du conduit de Sténon, sur la muqueuse buccale une goutte d'un liquide muco-purulent qu'on peut recevoir sur l'ongle.

Le malade n'est soumis à aucun traitement spécial ; seulement on applique en permanence des cataplasmes sur la partie affectée.

Le 13 novembre, c'est-à-dire au bout de cinq jours, le malade va beaucoup mieux ; les symptômes inflammatoires sont tombés, et la sécrétion purulente est très-notablement diminuée. Le malade demande sa srtie.

Exeat.

Obs. XIX. — Parotidite purulente canaliculaire. Traitement général. Amélioration. (Chassaignac. Tr. de la suppuration, obs. 358.)

Adrien (Charles), 34 ans, ébéniste, est entré le 17 mai 1856, à l'hôpital Lariboisière.

Cet homme a eu, il y a huit ans, des chancres indurés, dout il a été traité et guéri par les mercuriaux. Il ne présente aujourd'hui aucun accident syphilitique.

Il y a six semaines environ, il s'est aperçu de l'existence d'une tumeur siégeant à la région parodienne gauche, tumeur qui augmente insensiblement de volume jusqu'au moment de l'entrée à l'hôpital.

Le 18 mai. On reconnaît que la région parotidienne gauche est le siége d'une tumeur assez volumineuse. Si l'on presse sur cette tumeur et si on regarde en même temps dans la bouche du malade, on voit suinter du pus à l'orifice du canal de Sténon. Si l'on essuie par l'intérieur de la bouche la traînée purulente en pressant sur la glande, on voit apparaître aussitôt une nouvelle goutte de pus. Cela prouve que le liquide purulent est fourni par le canal de Sténon à travers la peau. Le malade a le teint pâle, comme cela a lieu dans la cachexie buccale. On prescrit des frictions sur la tumeur avec la pommade d'iodure de potassium, l'iodure de potassium à l'intérieur et un gargarisme boracique.

Le 20. En pressant sur la parotide, on fait encore sortir du pus, mais on voit ensuite paraître le liquide propre de la glande.

Le 22. L'amélioration a fait de nombreux progrès.

Le 24. Exeat.

INDEX BIBLIOGRAPHIQUE.

Andral. Cliniques. Maladies de l'abdomen, t. I.

Avicenne. Op. medica, lib. III, cap. XXIV, p. 238.

Baglivi. De parotibus in morb. acut.

Baillou. Epid., t. I.

Bancg. Selecta diarii nosocom., année 1779.

Baron. An omnes ante maturitatem parotides aperiendæ ? Th. Paris, 1744.

Barthez.

Bichat. Anatomie générale.

Baillarger. Oblitération du canal de Sténon et sueur parotidienne. (Gaz. méd. de Paris, 1853.)

Bérard (P.). Id. Cours de physiologie, t. I, p. 702.

Brown-Séquard. Discussion des faits précédents. (Journal de physiologie de l'homme et des animaux. Juillet 1859).

Bergouhnioux. Id. (Gaz. hôp., 1859.)

Bergeron. Rapport général sur les épidémies qui ont régné en France en 1865, XVIIIe vol. des Mémoires de l'Académie de médecine.

Bertrand. Observations sur la maladie contagieuse de Marseille. Peste de 1720, p. 9 et 10.

Boerhaave. Aph. 837, 840, 888 et épidémies, liv. VI, sect. 4.

Bouillaud. Nosographie.

Briquet et Mignot. Traité du choléra morbus.

Cadot. Fistules salivaires et parotidiennes. Th. Paris, 1872.

Charry. Th. Montpellier, 1809.

Chassaignac. Traité de la suppuration, t. II.

Clos. Des parotidites. Th. Paris, 1845.

Clot-Bey. De la peste.

Compendium de chirurgie, t. III. p. 782 et suiv.

Crocq (J.). Catarrhe de la cavité buccale propagé à la glande parotide par le canal de Sténon. (Bull. de l'Acad de méd., 1873.)

Cruveilhier. Revue médicale, 1830, et Anatomie pathologique du corps humain, livr. XXXIX, pl. V.

Dance. De la phlébite utérine et de la phlébite en général considérées sous le rapport de leurs causes et de leurs complications. (In Arch. gén. de méd., 1re série, t. XIX, déc. 1828, p. 30.)

Dehorne. Journal de médecine militaire, t. VII, p. 32.

Delhez. Th. Paris, 1811.

Devèze. Traité de la fièvre jaune. Paris, 1820.

Dionis du Séjour. Cours d'opérations de chirurgie, 3e édit., 1736.

Duncan. Report present. to the Royal College. (In Edinburg med. Journal, t. VII, p. 432.)

Duplay (S.), Traité de pathologie externe. Follin et Duplay, t. V, fasc. I.

— Observations de parotides survenues pendant le choléra, recueillies dans le service de Rayer. (In Arch. gén. méd. 1832, t. XXIX, p. 365.

Duphœnix. Fistules salivaires. (Mémoires de l'Académie de chirurgie, t. III, éd. in-4º.)

Dupons. Histoire du conduit de Sténon et de ses fistules. Th. Strasbourg, 1823.

Durand-Fardel. Traité des maladies des vieillards.

Dutrouleau. Relation de l'épidémie de fièvre jaune qui a sévi à la Martinique de février 1839 à juillet 1841. Th. Paris, 1842.

Ebsaesser. Diss. de naturâ parotidum malignarum in morbis acutis. (Tubingue, 1809, in-8º.)

Eisenmann Die familie Rheuma. Erlangen, 1841.

Faduilhe. Fistules des joues. Th. Strasbourg, 1828.

Forestus.

Frank (J.-P.). Epitome, p. 198.

Gendrin. Monographie du choléra, 1832.

Giffard. Du siège anatomique de la parotidite. Th. Paris, 1861.

Græffier. Annales de la Société de médecine de Montpellier, t. VIII, p. 311.

Griesinger. Traité des maladies infectieuses. (Traduction).

Grisolle. Traité de pathologie interne, t. I, et Traité de la pneumonie.

Gueneau de Mussy. Du phlegmon parotidien. Gaz. hebd., 2 oct. 1868, et leçons cliniques.

Hamilton. Trans. of the roy Soc. Edinburgh, t. II, p. 57, 1790.

Hanot (V.). Bull. de la Soc. anat., 1872, p. 427.

Heintz. Dissertation sur la fistule du canal de Sténon, Strasbourg, 1827.

Hildenbrand. Du typhus contagieux, traduit par Gasc, p. 56.

Hippocrate. Præd., liv. I. Epid., liv. I, II, V, VII.

— Prænot. de Cos, 207, 183, 185, etc.

— Prorrhet., nºs 161, 163, 164, 166, 168, etc.

Huxham. A dissert. on the malign. ulcer. sore throat, Lond. 1757.

Jacob. De l'oreillon au point de vue épidémiologique et clinique, Paris, 1876.

Jacobi. De angina parotidea, Göthingen, 1796.

Klose. De parotibus, Francfort, 1793, in-8º.

Kopf. De angina parotidea, Göthingen, 1799.

Labat (le père). Nouveau voyage aux îles de l'Amérique, t. I, Paris 1722

Laghy (Thomas). Hist. épid., t. I, 1re partie, p. 177.

Lancisi. De nox. palud. effluv., lib. 2, ep. I, cap. II.

Langlet. Bull. de la soc. anat., 1871, p. 192 et 199.

Lebègue de Presles. Ergo omnes ante maturitatem parotides aperiendæ, 1768.

Lecorney. Parotides symptomatiques, Th. Paris, 1854.

Le Guillou. Th. Paris, 1803, An XII, 4-96, A. 127, 1re série.

Louis. Recherches sur la fièvre typhoïde (XOe obs.). Lancette française, oct. 1830, Gaz. hôp., 1849, no 69, p. 275.

Maillot. Traité des fièvres intermittentes.

Malfilatre. Parotidite, Th. Paris, 1854.

Martotti (Annibal). Dei parotidi nei mali acuti. Pérouse, 1785, in-8°.

Mathelin. Th. Montpellier, 1874.

Mauricheau-Beauchamp. Th. Montpellier, An XII, in-4°.

Moreau de Jonnès. Monographie historique et méd. de la fièvre jaune, Paris, 1820.

Morgagni. Parotidæ glandulæ tumentes. Epit. 22, paragr. 18, 1763.

Murat. Th. Paris, An XI, 1803.

Naumann. Heckers Annalen, 1833.

Nélaton. Traité de pathologie externe, t. II.

Neple. -

Ozanam. Histoire méd. des maladies épidémiques, t. II.

Paré (Ambroise). t. I. p. 379, éd. Malgaigne.

Petit (J.-L.). Œuvres complètes. Des tumeurs appelées parotides.

Pigot. Des fistules du canal de Sténon. Th. Montpellier, 1872.

Pinel. Nosographie philosophique.

Piorry. Traité de médecine pratique, t. V.

Piquer. Tradato de calenturas, 5e éd., p. 210.

Pouteau.

Pringle. Maladie des armées. (Trad. Girle).

Pujati.

Ramazzini. Op. omn., p. 72 et 127.

Rivière (Laz.). Meth. cur. fibr., 1623.

Rivolti. Dissert. sur les parotides. Vienne, 1702.

Rochoux. Dict. en 30. Art. Parotide.

Rostan. Leçon clinique. (Gaz. hôp., 1849.) Parotidite dans le choléra.

Roux. Histoire médicale de l'armée française en Morée. Paris, 1829.

Rouyer (J.). Oblitération du canal de Sténon et sueur parotidienne. (In Journal de physiologie de l'homme et des animaux, t. II, p. 447, juillet 1859, et journal le Progrès, t. V, p. 200, 1860.)

Sarcone.

Sallaud. Th. Montp., 1868.

Schutzenberger. Gaz. méd. de Strasbourg, 1er déc. 1872.

Sennert. Morb. unc., t. II, p.747, et op. omn., t. III, p. 744,

Smith (Robert.-W.). Hémorrhagie par tronc vasculaire de la région parotidienne consécutive à une parotidite (Obs. extraite de Dublin
Quaterly. Journ., mai 1846). In Arch. gén. de méd., 1846, 4e série,
t. XII.

Soueix. Contribution à l'étude de la parotidite secondaire. Th. Paris,
juillet 1876.

Stoll. T. I, p. 15.

Tissot. Avis au peuple, p. 139.

Torti. Therapeutice specialis, p. 283, 316 et liv. IV.

Trochard. Descript. d'une maladie particulière des glandes. (Journal
méd., t. VII.)

Virchow. Annalen d. Charité Krankenh., liv. I.

Weber (O.). Handbuch and allg. und spec. chir. von Pitha und Bill-
roth.

9 782019 273965